图书在版编目（CIP）数据

糖尿病视网膜病变魏文斌2017观点 / 魏文斌著. —北京：科学技术文献出版社，2017.8

ISBN 978-7-5189-3008-1

Ⅰ.①糖… Ⅱ.①魏… Ⅲ.①糖尿病—并发症—视网膜疾病—诊疗 Ⅳ.①R587.2 ②R774.1

中国版本图书馆 CIP 数据核字（2017）第 161163 号

糖尿病视网膜病变魏文斌2017观点

策划编辑：蔡　霞　责任编辑：巨娟梅　蔡　霞　责任校对：张吲哚　责任出版：张志平

出　版　者	科学技术文献出版社	
地　　　址	北京市复兴路15号　　邮编　100038	
编　务　部	(010) 58882938，58882087（传真）	
发　行　部	(010) 58882868，58882874（传真）	
邮　购　部	(010) 58882873	
官　方　网址	www.stdp.com.cn	
发　行　者	科学技术文献出版社发行　　全国各地新华书店经销	
印　刷　者	虎彩印艺股份有限公司	
版　　　次	2017 年 8 月第 1 版　2017 年 8 月第 1 次印刷	
开　　　本	710×1000　1/16	
字　　　数	94千	
印　　　张	10.5　彩插10面	
书　　　号	ISBN 978-7-5189-3008-1	
定　　　价	98.00元	

U0333381

中国医学临床百家

魏文斌 /著

糖尿病视网膜病变

魏文斌 2017 观点

科学技术文献出版社
SCIENTIFIC AND TECHNICAL DOCUMENTATION PRESS

·北京·

序
Foreword

韩启德

　　欧洲文艺复兴后，以维萨利发表《人体构造》为标志，现代医学不断发展，特别是从19世纪末开始，随着科学技术成果大量应用于医学，现代医学发展日新月异，发生了根本性的变化。

　　在过去的一个世纪里，我国现代化进程加快，现代医学也急起直追。但由于启程晚，经济社会发展落后，在相当长的时期里，我国的现代医学远远落后于发达国家。记得20世纪50年代，我虽然生活在上海这个最发达的城市里，但是母亲做子宫切除术还要到全市最高级的医院才能完成；我患猩红热继发严重风湿性心包炎，只在最严重昏迷时用过一点青霉素。20世纪60—70年代，我从上海第一医学院毕业后到陕西农村基层工作，在很多时候还只能靠"一根针，一把草"治病。但是改革开放仅仅30多年，我国现代医学的发展水平已经接近发达国家。可以说，世界上所有先进的诊疗方法，中国的医生都能做，有的还做得更好。更为可喜的是，近年来我国医学界开始取得越来越多的原创性成果，在某些点上已经处于世界领先地位。中国医生已经不再盲从发达国家的疾病诊疗指南，而能根据我们自己的经验和发现，根据我国自己的实际情况制定临床标准和规范。我们越来越有自己的东西了。

要把我们"自己的东西"扩展开来，要获得越来越多"自己的东西"，就必须加强学术交流。我们一直非常重视与国外的学术交流，第一时间掌握国外学术动向，越来越多地参与国际学术会议，有了"自己的东西"也总是要在国外著名刊物去发表。但与此同时，我们更需要重视国内的学术交流，第一时间把自己的创新成果和可贵的经验传播给国内同行，不仅为加强学术互动，促进学术发展，更为学术成果的推广和应用，推动我国医学事业发展。

我国医学发展很不平衡，经济发达地区与落后地区之间差别巨大，先进医疗技术往往只有在大城市、大医院才能开展。在这种情况下，更需要采取有效方式，把现代医学的最新进展以及我国自己的研究成果和先进经验广泛传播开去。

基于以上考虑，科学技术文献出版社精心策划出版《中国医学临床百家》丛书。每本书涵盖一种或一类疾病，由该疾病领域领军专家撰写，重点介绍学术发展历史和最新研究进展，并提供具体临床实践指导。临床疾病上千种，丛书拟以每年百种以上规模持续出版，高时效性地整体展示我国临床研究和实践的最高水平，不能不说是一个重大和艰难的任务。

我浏览了丛书中已经完稿的几本书，感觉都写得很好，既全面阐述有关疾病的基本知识及其来龙去脉，又介绍疾病的最新进展，包括笔者本人及其团队的创新性观点和临床经验，学风严谨，内容深入浅出。相信每一本都保持这样质量的书定会受到医学界的欢迎，成为我国又一项成功的优秀出版工程。

《中国医学临床百家》丛书出版工程的启动，是我国现代医学百年进步的标志，也必将对我国临床医学发展起到积极的推动作用。衷心希望《中国医学临床百家》丛书的出版取得圆满成功！

是为序。

作者简介
Author introduction

魏文斌，医学博士，首都医科大学附属北京同仁医院眼科主任，同仁眼科中心副主任，主任医师，首都医科大学教授，博士研究生导师，眼科学院副院长。国家卫生计生委突出贡献中青年专家，享受国务院政府津贴。中国医药教育学会眼科委员会主任委员，中国继续医学教育学会眼科委员会副主任委员，中华眼科学会常务委员，中华中医药学会眼科委员会常务委员，中国医师协会眼科分会眼底病专业委员会副主任委员，北京市眼科学会副主任委员。

曾获全国优秀共产党员、北京市优秀青年知识分子，北京市十大杰出青年、首都五一劳动奖章、中宣部"时代先锋"，北京市"劳模"等荣誉称号。北京市党代会代表，全国医德楷模，白求恩奖章获得者，中央保健会诊专家。入选首批国家级和北京市新世纪"百千万"人才工程。国家特支计划工程首批领军人才。

从事眼科临床工作30年，擅长眼底病的临床诊断和治疗，尤其在视网膜脱离、眼内肿瘤的诊断和治疗方面积累了丰富的经验，完成复杂性玻璃体视网膜显微手术万余例，为国内知名的中青年眼底病专家。

在全国性专业学术期刊发表学术论文 300 篇，其中 SCI 论文 60 篇，主编专著 20 余部。获北京市科技进步奖 4 项，获中华医学会优秀论文一等奖和二等奖 4 项。承担国家自然基金等国家级和省部级科研项目 21 项。现任《中华眼科杂志》《国际眼科纵览》《眼科》《实用防盲技术杂志》等副主编，《中华医学杂志英文版》等 10 余种专业杂志编委。

前 言
Preface

糖尿病已经成为影响全球人类健康与经济社会生活最常见的疾病之一。随着我国经济的不断发展、人民生活水平的不断提高和饮食结构的改变，我国的糖尿病患病率不断上升。与其相关的糖尿病视网膜病变的患病率也逐年上升。糖尿病视网膜病变是导致成年人视力损害的主要原因之一。

关注糖尿病视网膜病变是眼科医生义不容辞的职责。我及我的团队近些年一直在糖尿病视网膜病变领域辛勤的努力着，组织了大型的流行病学研究，分析糖尿病视网膜病变患病率发病率及其影响因素，探索糖尿病视网膜病变的危险因素及防控措施；与基层医院及社区医疗服务中心合作，共同探索糖尿病视网膜病变筛查途径与方法；建立糖尿病视网膜病变集中阅片中心与智能阅片方法；探讨分级诊疗与转诊途径，结合慢病管理提高糖尿病视网膜病变监管与医疗水平。在糖尿病视网膜病变防治方法方面同样做了不少探索，糖尿病视网膜病变的早期发现与量化评估，包括：各种眼底照相，眼底血管造影，OCT及OCT血管成像技术的应用；分级管理中糖尿病视网膜病变治疗路径；激光治疗适应证与方法；严重增殖性糖尿病视网膜病变的玻璃体手术；anti-VEGF药物的治疗作用，尤其是糖尿病黄斑水肿及眼内新生血管治疗中的应用；探索anti-VEGF药物辅助的玻璃体手术时机与方法；就中药对糖尿病视网膜病变的治疗进行探索，如红景天对实验性糖尿病视网膜病变的治疗作用及其机制研究；对重要的致盲性的糖尿病视网膜病变的基础研究十分关注，也取得了一些可喜的进步，但确切的机制尚未阐明。糖尿病视网膜病变的研究任重道远，仍需长期的探索。

国家自然科学基金和北京市医学科研项目（如医管局"杨帆计划"的资助）及首都医科大学视网膜血管性疾病临床诊疗与研究中心等平台建设，均促进了我们在糖尿病视网膜病变诊治研究领域的探索，今后也会一如既往地关注这一领域，做我们力所能及的工作。

本书由团队成员共同完成，他们是雷雅惠、杨萱、杨婧研、由冰、刘忆南、延艳妮、邵蕾、杨艳、曾司彦、王倩、周金琼、秦书琪、周文嘉等，他们为本书的顺利出版付出辛勤努力，在此表示特别感谢。

本书能顺利出版并入选中国医学临床百家系列图书，还要感谢科学技术文献出版社及编辑的努力与帮助。

由于时间仓促，错误及不足之处在所难免，恳请读者斧正。

首都医科大学附属北京同仁医院

魏文斌

目　录

Contents

中国糖尿病视网膜病变形势严峻

糖尿病（diabetes mellitus，DM）是一种以累及全身微血管系统为主的代谢性疾病，其并发症较多，累及心、脑、肾、眼等重要人体器官。其中眼部的并发症主要包括糖尿病视网膜病变（diabetic retinopathy，DR）、糖尿病性白内障、新生血管性青光眼等，严重威胁患者视力并影响其生活质量。据国际糖尿病协会2014年数据统计，截至2013年底，全球20～79岁成年人中，大约有3.8亿糖尿病患者，预计到2035年，这一数字可能达到5.9亿。随着中国经济的不断发展、人民生活水平的不断提高和饮食结构的改变，中国的糖尿病患病率也不断上升。与其相关的DR的患病率也逐年上升。DR是导致成年人视力损害的主要原因之一。据世界卫生组织2014年数据统计，因DR导致的视力损害约占全球各因素造成视力损害的4.8%。虽然当前中国致盲主要眼病为白内障，但随着白内障手术的广泛开展，由白内障导致的致盲率则将不断下降，而患病率不断增长的DR，将有可能取代白内障成为中国致盲的首要眼病。

1. 中国 DR 的发生率呈上升趋势

近年来，DR 发生率与检出率逐年上升。究其原因可能与社会经济的发展引起人们生活方式与饮食结构的改变以及科学技术的发展促进疾病的认识和诊断有关。据"邯郸眼病研究"和"北京眼病研究"的数据统计，中国 DR 的患病率是 28% ～ 43%，全球统计 DR 的患病率大约是 34.6%。DR 是导致社会主要劳动力人群致盲的主要眼病之一，其发生趋势的上升将会对社会经济发展形成严峻的挑战，并对医疗保障体系造成巨大的压力。

2. 中国 DR 的发展逐渐低龄化

在工业化和经济全球化不断发展的今天，青少年肥胖率也不断上升，随之而来的胰岛素抵抗与 2 型糖尿病的发病率也逐渐上升。中国 2 型糖尿病的发展逐渐低龄化，由其导致的 DR 的发展也趋于低龄化。高糖高脂饮食不仅易诱发胰岛素抵抗，还进一步引起血压、血糖、血脂的异常及相关代谢综合征，最终导致糖尿病的发生。DR 作为糖尿病三大并发症之一，在引起视力损害相关病因统计中所占比例达 4.8%，严重影响患者的生活质量。因此，一旦患上糖尿病，早期进行眼底筛查，定期复查眼底，通过生活方式的干预与相关危险因素的纠正，尽可能延缓 DR 的发展，对于提高患者的生活质量非常关键。

3. 糖尿病病程和血糖控制程度是 DR 的决定因素

DR 的危险因素可以分为可修正的危险因素和不可修正的危险因素两大类。其中，可修正的危险因素主要包括：糖化血红蛋白（haemoglobin A1c，HbA1c）、血糖、血压、血脂、妊娠等；不可修正的危险因素主要包括：糖尿病的病程、年龄、遗传易感性和种族等。有研究发现，DR 的患病率与较高的脑脊液压力有关。

（1）HbA1c

反映糖尿病患者过去 2～3 个月的血糖控制情况，也是目前比较明确的 DR 危险因素。"北京眼病研究"的结果指出，DR 的严重程度与 HbA1c 显著相关。美国糖尿病协会（Americn Diabetos Association，ADA）糖尿病治疗指南中推荐糖尿病患者 HbA1c 控制在 < 7% 或 7% 左右，可延缓糖尿病并发症的发生。

（2）血糖

血糖水平是影响 DR 进展公认的危险因素之一。在美国 MESA 及 WESDR 的研究中，均显示血糖水平高是 DR 的独立危险因素。空腹血糖水平是反映血糖控制质量的一个瞬时指标，而 HbA1c 水平是反映 2～3 个月血糖控制质量的指标，比空腹血糖更能反映病情控制程度。

（3）血压

血压的改变可以反映大血管病变，尽管大血管与微血管的病变被分为糖尿病并发症中两组独立的疾病群，但是国内外大部分文献结果均显示高血压与 DR 密切相关。有研究结果表明，收缩压与舒张压均与 DR 的发生有关，研究提示血压严格控制组（< 150/85 mmHg）较血压控制不良组（< 180/105 mmHg）发生 DR 的风险低 34%。本研究组一项关于 DR 患者 5 年进展危险因素的研究显示：北京地区 DR 患者 5 年进展率为 21.18%，平均每年以 4.23% 递增，农村居住和高血压病史与 DR 进展相关。

（4）血脂

众所周知，许多糖尿病患者都有高胆固醇血症和高甘油三酯血症。糖尿病患者血脂代谢较复杂且影响的因素较多，以往的研究中心认为，脂质代谢紊乱主要与糖尿病大血管并发症相关，但是近年来，脂质代谢紊乱与糖尿病微血管病变的关系也引起了广泛关注。有研究发现，DR 患者视网膜硬性渗出严重程度与血浆中低密度脂蛋白和总胆固醇浓度有关，DR 进展与血清甘油三酯和低密度脂蛋白浓度有关。此外，儿童 1 型糖尿病患者血清甘油三酯与视网膜病变进展具有相关性，而与总胆固醇含量无显著相关。

（5）妊娠

女性在妊娠期体内激素水平会出现变化，妊娠期女性糖耐量相对下降。由于中国传统观念影响，许多女性在怀孕期间不注意饮食，"暴饮暴食"使得妊娠期糖尿病的风险进一步增高。《AAO 临床指南：糖尿病视网膜病变（2016 版）》提出，妊娠期糖尿病不增加 DR 风险，妊娠期糖尿病患者不需接受眼科检查，但由于妊娠期间体内各种激素的变化，使本身患有糖尿病的女性更容易发生 DR，故建议患有糖尿病的患者在妊娠期间应在妊娠早期检查眼底。

（6）病程

糖尿病病程是 DR 的独立危险因素。研究发现随着糖尿病病程变长，DR 患病率也越高，病情也相对越严重。据统计，DR 患病率在病程＜ 5 年者中为 9%～ 28.8%，5～ 10 年者为 18.5%～ 56.1%，10～ 15 年者为 42.8%～ 54.0%，＞ 15 年者为 76.2%～ 79.6%。中国"北京眼病研究"调查显示 DR 的发展是呈进行性的，该调查同时指出，糖尿病患者中，DR 的患病率在糖尿病病程：＜ 1 年时为 13.1%、1～ 4 年为 17.2%、5～ 9 年为 39.3%、10～ 19 年为 38.1%、20 年及其以上为 76.2%，总体趋势病程每增加 1 年，DR 的患病风险增加 1.17 倍。

（7）年龄

相关研究指出，＜ 30 岁确诊、确诊时间＜ 10 年的糖尿病患者中，DR 严重程度与年龄相关；＞ 30 岁确诊的糖尿病患者中，DR 严重程度与确诊的年龄相关，确诊的年龄越小，DR 越严重。在已经发生 DR 的患者当中，DR 治疗的预后也与年龄相关。

（8）遗传易感性

针对糖尿病双胞胎患者进行的研究发现，DR 的发生有家族聚集性。在 1 型糖尿病患者中，增殖性糖尿病视网膜病变（proliferative diabetic retinopathy，PDR）有着家族聚集倾向。但目前为止的研究并未发现相关人类白细胞抗原（HLA）和候选基因与 DR 存在相关性。一项关于 DR 相关基因多态性的研究显示：位于血管内皮生长因子（vascular endothelial growth factor，VEGF）基因内含子区的 *rs13207351* 基因型与 PDR 相关；位于 *HHEX* 基因的 *rs10748582* 基因型与 PDR 相关。

（9）种族

研究发现，DR 发病率在西班牙人种、非洲裔美国人种和非西班牙白人种间存在差异，分别为 36%、29%、22%。中度到重度非增殖性糖尿病视网膜病变（nonproliferative diabetic retinopathy，NPDR）和 PDR 在波利尼西亚人种中较常见。研究显示，不伴有视网膜病变的糖尿病患病率：印度为 28.9%、马来西亚为 24.8%、中国为 20.1%。

（10）较高的脑脊液压力

较高的脑脊液压力与 DR 患病率相关。原因可能是因颅压高导致视网膜中央静脉回流受阻，进一步致使血管壁静脉压增高，使得血液中的脂质血红细胞更容易从血管中渗漏，从而加重 DR 病情。

综上所述，在众多的危险因素中，各种临床试验和流行病学研究都支持，血糖控制程度与 DR 进展相关的关键因素。糖尿病病程和血糖控制程度 DR 的决定性因素。研究显示，DR 的发展与糖尿病病程密切相关，因此，糖尿病视网膜病变指南中推荐，1 型糖尿病患者应该在诊断后 5 年开始接受 DR 的筛查。2 型糖尿病患者应该在诊断为糖尿病时接受筛查，并且之后每年复查1次。同时，血糖控制是非常重要且可调控的 DR 危险因素，保持接近正常的血糖水平能降低视网膜病变的发生和进展风险。

4. HbA1c 与 DR 密切相关

HbA1c 水平是监测患者过去 2 ～ 3 个月血糖控制水平的指标，并可以反映患者的血糖波动情况，它比空腹血糖更能反映病情控制程度。研究发现，强化治疗使血糖接近正常（空腹血糖 < 6.0 mmol/L，HbA1c < 7.0%）水平能使眼、肾、心脏并发症的发生危险降低 2/3 ～ 3/4。NPDR 和 PDR 的患者平均空腹血糖显著高于非 DR 患者，差异具有统计学意义。据研究结果显示，HbA1c 每降低 1%，2 型糖尿病患者发生 DR 的风险可降低 21%；血糖控制差的 DR 患病率（40.5%）高于血糖控制较好的 DR 患病率（28.7%）。保持接近正常的血糖水平能降低 DR 发生和进展风险，而 HbA1c 反映近一段时间的血糖控制总水平，因此，HbA1c 水平与 DR 有着密切的相关性。对于糖尿病患者，HbA1c 推荐控制目标为 7% 以下。

5. DR 的人群筛查迫在眉睫

DR 是糖尿病眼部并发症，主要引起视网膜微血管系统的损害，进一步引起视网膜一系列病理改变，也是导致糖尿病患者视力下降和致盲的主要原因。在中国糖尿病患者中，DR 患病率为

37%；10 ～ 20 年后，DR 患病率将增加到 54%。流行病学研究发现，在每年糖尿病患者中 DR 患病率为 28% ～ 43%。其中北京地区城乡 DR 患病率为 27.9%。此比率接近美国 45 岁以上华人 DR 患病率（美国 45 岁以上华人 DR 患病率为 25.7%）。

中国 DR 视力损害主要原因为糖尿病黄斑水肿（diabetic macular edema，DME）和 PDR，发生率分别为 23% 和 14%。DR 有着极高的发病率，大多数糖尿病患者在视力正常时，就已经发生了 DR，在临床工作中也常因常规体检查眼底而发现 DR，进而诊断糖尿病的患者。DR 的发展是呈进行性的，一项关于 DR 进展率的研究指出，农村居住患者与城市居住患者中 DR（5 年）进展率比值为 5.43（OR =5.43，P=0.001）。主要原因可能为农村居住患者对糖尿病的普遍认知差。新加坡马来眼病研究（the singapore malay eye study）调查显示：约 13.2% 糖尿病患者、83.4%DR 患者不知晓自己的病情。BES 的调查证实：农村居民糖尿病的知晓率明显低于城市居民。

因此，DR 的人群筛查迫在眉睫。对于已经诊断为糖尿病的患者，均应常规进行眼底检查，并要求患者即使无特殊症状，也应该每年至少复查 1 次。

参考文献

1. 徐捷，魏文斌 . 糖尿病视网膜病变的流行病学研究 . 国际眼科纵览，2011，35（1）：37-42.

2. Yau JW，Rogers SL，Kawasaki R，et al. Global prevalence and major risk factors of diabetic retinopathy. Diabetes Care，2012，35（3）：556-564.

3. Scanlon PH，Aldington SJ，Stratton IM. Epidemiological issues in diabetic retinopathy. Middle East Afr J Ophthalmol，2013，20（4）：293-300.

4. Xu J，Xu L，Wang YX，et al. Ten-year cumulative incidence of diabetic retinopathy. The Beijing Eye Study 2001/2011. PLoS One，2014，9（10）：e111320.

5. 屠颖，徐亮，魏文斌，等 . 糖尿病视网膜病变相关血液和基因检测指标 . 国际眼科纵览，2010，34（5）：351-354.

6. Xie XW，Xu L，Wang YX，et al. Prevalence and associated factors of diabetic retinopathy. The Beijing Eye Study 2006. Graefes Arch Clin Exp Ophthalmol，2008，246（11）：1519-1526.

7. Tu Y，Xu L，Wei WB，et al. Progression of diabetic retinopathy: the Beijing Eye Study. Chin Med J（Engl），2011，124（22）：3635-3640.

8. Xu J，Wei WB，Yuan MX，et al. Prevalence and risk factors for diabetic retinopathy: the Beijing Communities Diabetes Study 6. Retina，2012，32（2）：322-329.

9. 田蓓，魏文斌，朱晓青，等 . 糖尿病视网膜病变病程进展的多因素分析 . 眼科，2005，14（4）：241-244.

（雷雅惠　整理）

糖尿病视网膜病变的基础研究是临床诊治的基石

　　新生血管的形成可以对 DR 的视力造成严重损害。新生血管生成的机制众说不一。目前，一些调控新生血管形成的分子机制已初步明确。研究发现能促进血管形成的细胞因子种类繁多，如 VEGF、血小板源性生长因子（platelet-derived growth factor，PDGF）、碱性成纤维细胞生长因子（basic fibroblast growth factor，bFGF）以及转化生长因子 p（transforming growth factor-p，TGF-p）等，抑制新生血管形成的细胞因子包括血管生成素 -1（angiopoietin-1，Ang-1）等，但是以上任何细胞因子都无法单独调控新生血管生成，因此探索新生血管生成的调控路径成为目前研究的热点。

6. *miRNA-126* 的表达对 DR 的血管异常具有抑制作用

微小 RNA（microRNA，*miRNA*）是一种重要的高度保守的内源性非编码 RNA，在动植物中广泛表达，长约 18.25nt，约 1% 的人类基因由 *mRNA* 组成，可以通过识别特异性靶 *mRNA* 分子的互补序列 3'-UTR 与之结合，使其降解或翻译抑制，从而调节相关基因的表达。*miRNA* 的表达具有组织特异性或时间特异性，所以它可以参与多种病理生理的调节过程，包括发育、分化、增殖、凋亡和代谢等。*miRNA* 在眼科疾病的发生发展中起关键作用，目前已经报道 *miRNA* 与老年性黄斑病变、视网膜色素变性、视网膜母细胞瘤、白内障、青光眼和角膜病等疾病有相关性。

miRNA 参与新生血管生成过程中，调节相关基因的表达。有几种 *miRNA* 在内皮细胞中表达丰富，*miRNA-126* 就是其中之一。*miRNA-126* 位于表皮生长因子样结构域 7（EGFL7）基因 7 号内含子内，由血管内皮细胞特异性表达。研究发现敲除 *miRNA-126* 基因的斑马鱼，其在胚胎发育期可发生血管完整性破坏和颅内出血，最后造成胚胎的死亡，从而证明 *miRNA-126* 维持体内血管结构中发挥作用。敲除 *miRNA-126* 基因的小鼠，其血管生成延迟，并可出现广泛的出血和部分胚胎的死亡。这是因为小鼠的 *miRNA-126* 基因缺陷后造成血管完整性受损和新生血管形成障碍，导致血管通透性增加，体现了 *miRNA-126* 可稳定血管和保证内皮细胞完整性。氧诱导增生性视网膜病小鼠视网膜中

miRNA-126 表达降低，玻璃体内注射 *miRNA-126* 明显减少了视网膜新生血管的生成。

miRNA-126 基因缺陷可使血管生成因子无法对血管生成内皮细胞起作用，包括表皮生长因子（epidermal growth factor, EGF）、VEGF 和 bFGF。*miRNA-126* 的下游靶蛋白为 *Spred1* 和 *PIK3R2*，这两种蛋白可以作为 MAPK 和 PI3K 信号通路的负调节蛋白，该通路调控血管的萌芽，以影响血管的完整性及新生血管的形成。*miRNA-126* 基因的先天性缺失引起的血管病理改变与通过 *miRNA-126* 基因抑制血管生成因子（VEGF 和成纤维细胞生长因子等）所导致的病理改变是相同，*miRNA-126* 可以通过抑制细胞内新生血管信号抑制剂 *Spred-1* 的表达使 VEGF 和 bFGF 表达增高，从而促进血管形成。基因缺失或功能障碍可能导致一系列的病理性血管形成和功能障碍。研究发现，DR 患者血浆 *miRNA-126* 表达降低，而血清 VEGF 水平升高，因此推断 *miRNA-126* 可能通过负性调节 VEGF 而调控视网膜血管新生。

随着对 *miRNA* 功能的深入了解，许多学者推测 *miRNA-126* 为代表的 *miRNA* 在 DR 中有着不可估量的治疗前景，因此寻找能靶向调控血管形成的 *miRNA*，并对其进行深入研究和全面理解血管形成的分子机制有着重要的意义。虽然目前利用 *miRNA-126* 治疗 DR 还仅限于实验室研究，但从 *miRNA* 研究的发展趋势看，这类治疗方法未来将在临床上得到应用，并且很可能会在个别难治性视网膜疾病的干预中率先获得突破，*miRNA-126* 有望成为早期发现 DR 的血清分子指标，并可能成为 DR 为代表的新生血管性眼病治疗的新靶点。

7. VEGF、Ang-1 和 VCAM-1 在 DR 中的作用

DR 是 1 型糖尿病和 2 型糖尿病最常见的微血管并发症之一，特别是 PDR 可以对患者的视力造成严重的损伤。DR 基本的病理特征是由于高血糖状态造成氧合作用异常所引起的微循环障碍，早期表现为微动脉瘤、视网膜微血管异常、基底膜增厚、周细胞变性和内皮细胞减少等改变。晚期表现为视网膜新生血管的形成及血 - 视网膜屏障（blood retinal barrier，BRB）破坏。新生血管的形成标志着病情进入了 PDR。目前对其发病机制的研究多集中于各类生长因子中，其中 VEGF、Ang-1 和血管细胞黏附分子 -1（vascular cell adhesion molecule-1，VCAM-1）为主要影响因子。

（1）VEGF

一种小分子的碱性分泌性糖蛋白，其具有高度特异性，它可以促进血管内皮细胞有丝分裂，目前已在人及其他动物的眼、脑、肝、肾等组织中被发现，因此在正常人中较低水平的 VEGF 对维持眼部血管的完整是必要的。人视网膜多种细胞均可合成并分泌 VEGF，如周细胞、视网膜血管内皮细胞、视网膜色素上皮细胞（retinal pigment epithelium，RPE）、视网膜神经节细胞和胶质细胞等，这些细胞分泌的 VEGF 始终保持在较低水平，用以维持视网膜血管的正常生物学活性。

目前已发现了 7 种 VEGF 类的分泌型糖蛋白家族，具体包括：VEGF-A、VEGF-B、VEGF-C、VEGF-D、VEGF-E、VEGF-F 和胎盘生长因子（placental growth factor，PLGF），其中 VEGF-A 即为 VEGF。目前已经发现 3 个具有功能的酪氨酸激酶 VEGF 受体包括：① VEGFR-1：fms- 样酪氨酸激酶 -1 （fms-liketyrosine kinase-1，Fit-1）；② VEGFR-2：胎肝激酶 -1 （fetal liver kinase-1）；③ VEGFR-3：fms- 样酪氨酸激酶 -4 （fms-liketyrosine kinase-4，Fit-4）。1983 年，Senger DR 等在肿瘤细胞分泌物中首次发现 VEGF。随后的研究发现，随着 DR 病情的延长，VEGF 在眼内表达量逐渐增加，表达范围逐渐扩大，尤其在视网膜局部更为明显。在 PDR 患者中，其 VEGF 水平高于 NPDR 患者，提示血浆 VEGF 水平与 DR 严重程度呈正相关。

高血糖状态时，VEGF 结合并激活酪氨酸激酶受体，即 VEGFR-1、VEGFR-2，两者可调节血管生成。VEGF 受体主要在血管内皮细胞上表达，可刺激视网膜血管内皮细胞迁移、分裂、增殖，影响内皮细胞功能从而调控血管发生，促进眼内新生血管生成。同时，VEGF 受体过度表达可以促进血管内皮细胞和周细胞凋亡，使毛细血管通透性增强，引起血 - 视网膜屏障破坏，液体渗漏，造成黄斑区视网膜渗出和水肿，即 DME。此外，VEGF 还可以介导促炎因子在 DR 中起作用，包括细胞因子、趋化因子和血管细胞黏附分子，并且可以直接作用于细胞间的紧密连接相关蛋白引起内皮细胞损伤和死亡及毛细血管无灌注。有研究表明，在糖尿病患者的房水中可以发现高水平的 VEGF，在糖尿病大鼠体内可以发现 VEGF 及其受体的表达在背景期 DR 视网膜组织中明显上调。

以上的研究结果说明 VEGF 是 DR 发展的重要诱发因子之一，新生血管是 DR 进入 PDR 的标志，尤其是 VEGF 可以调节血管发生、促进新生血管的生产，促使 DR 向更为严重的 PDR 发展，对患者的视力造成严重的损害。因此通过阻止 VEGF 与受体结合、抑制 VEGF 的表达或作用于 VEGF 下游信号途径，以靶向治疗 DR，是目前 DR 治疗的研究热点。

目前 VEGF 抑制剂或 anti-VEGF 药物已在 DR 引起的 DME 的治疗中发挥了显著的疗效，并已成为 DME 的诊疗常规。目前主要的 anti-VEGF 药物包括哌加它尼钠、贝伐单抗、雷珠单抗、阿柏西普及康柏西普。anti-VEGF 药物主要通过以下 3 个机制发挥作用：①通过直接结合抑制 VEGF；②抑制 VEGF 合成；③抑制 VEGF 发挥下游信号。

（2）Ang-1

一类分泌型生长因子，它的分子式包括：C- 末端胶原纤维样区、N- 末端绞股螺旋链及疏水性分泌信号肽，是由血管内皮周围细胞分泌的一种糖蛋白。目前已经发现 4 种血管生成素，分别是 Ang-1、Ang-2、Ang-3 及 Ang-4，其中与 DR 密切相关的是 Ang-1 和 Ang-2，这两种糖蛋白生长因子与血管发生密切联系。

1996 年，Ang-1 首次在 COS 细胞中被发现，位于第 8 号染色体长臂上（8q22），这是一种含有 498 个氨基酸，分子量为 70 kD 的糖蛋白，血管旁细胞（包括周细胞、血管平滑肌细胞及肿瘤细胞）表达该类生长因子。Ang-1 通过与受体 Tie-2 结合发挥生物学信号传递作用，即当 Ang-1 与 Tie-2 结合后使之磷酸化激活，促进血管成熟并维持血管稳定，在抑制新生血管形成和减少血管渗漏方面起到一定作用。在 DR 进展期，Ang-1 可以减少内皮细胞增殖，抑制内皮细胞凋亡，是内皮细胞的生存、迁徙和分化增强，减少视网膜毛细血管的白细胞黏附率，使视网膜毛细血管的通透性增强。而 Ang-2 与 Tie-2 结合后可拮抗 Ang-1 所产生的效应。因此，两者的失衡在 DR 中发挥重要作用。由于 Ang-1 可明显抑制视网膜新生血管，提示 Ang-1 是 DR 的保护性因子，而 Ang-2 可作为 Ang-1 天然拮抗剂通过促进视网膜新生血管生成、诱导周细胞丢失、调节周细胞状态来加速 DR 的进展。

晚期 DR 的主要表现是玻璃体和视网膜前出血、毛细血管无灌注区形成以及新生血管的生成。Ang-1 与 VEGF 作用相反，它可以抑制血管渗漏和新生血管形成。其实 VEGF 和 Ang-1 在血管生成中的作用是互补的，但是 Ang-1 不能单独完成促进体内新生血管的作用，需与 Tie-2 结合后发生作用。将 Ang-1 注射至 DR 大鼠的玻璃体腔内以研究其对视网膜组织的影响，发现 Ang-1 注射后大鼠视网膜 *mRNA* 水平降低约 61.5%，蛋白水平减低 39.6%，并认为 Ang-1 对 DR 小鼠的视网膜血管损伤有治疗作用，并受剂量的大小影响。

糖尿病视网膜的新生血管形成是个非常复杂的过程，多种细胞因子及大量的血管生成调节剂影响其发生发展。在近年来的研究中，Ang-1 是除 VEGF 外发现的重要的调控新生血管生长的细胞因子。与 VEGF 不同的是，它不是由内皮细胞表达，而是在周细胞中起着抑制血管渗漏和修复损伤血管的作用，所以它在抑制新生血管的生成和维持血管稳定中的作用日益受到重视。

（3）VCAM-1

在 DR 患者中，由于高血糖不仅对视网膜造成损害，同时也发生着炎性细胞的活化募集、炎性因子的高表达、黏附因子的高表达等慢性炎症的病理表现，这提示 DR 是一种低度慢性的炎症性疾病，炎性因子在其发生发展中起到重要作用，如 TNF-α、白细胞介素 -1β（IL-1β）、白细胞介素 -6（IL-6）、白细胞介素 -8（IL-8）、趋化因子 MCP-l、γ- 干扰素诱导蛋白 -10（IP-10）、基质细胞衍生因子 -1（SDF-1）。除此以外，还有几种主要的炎症蛋白质，包括诱导型一氧化氮合酶（iNOS）、环加氧酶 -2（COX-2）、基质金属蛋白酶 9（MMP-9/gelatinase B）等，其中 VCAM-1 是 DR 最主要诱发炎性因子之一。

VCAM-1 是一类能够影响细胞间或细胞外基质相互作用的糖蛋白，主要是在血管内皮细胞表面表达。高血糖状态下，炎症反应使 VCAM-1 表达显著增加，因而视网膜毛细血管内皮细胞与白细胞黏附力增加，VCAM-1 通过与单核细胞及中性白细胞内的 CD-18 相互作用，触发 Fas/FasL 介导的内皮细胞凋亡机制，于是白细胞在毛细血管内积聚使毛细血管发生闭塞，引起新生血管形成。

研究发现，DR 患者血清 VCAM-1 水平明显高于对照组，血清 VCAM-1 的浓度随着 DR 程度加重而明显增高，这表明 VCAM-1 与 DR 的发生发展及预后相关，所以它可以作为检测指标以监测 DR 的病情。在 VCAM-1 基因缺陷的糖尿病小鼠发生 DR 的 11 个月、15 个月后出现 DR 的常见并发症（如内皮细胞损伤、白细胞停滞、视网膜毛细血管渗漏及闭塞等）现象较对照组少，这意味着 VCAM-1 在 DR 早期阶段就有显著作用。VCAM-1 可以与多种细胞因子相互作用，使白细胞向炎症迁移，造成血—视网膜屏障受损，并且使白细胞积聚于毛细血管内造成毛细血管栓塞，受损的毛细血管可释放多种活性物质，这均是 DR 发生病理改变的原因，并且视网膜无灌注状态及缺血环境均可增加 VCAM-1 的表达，加重 DR 的病理改变。

在糖尿病大鼠玻璃体腔内注射地塞米松后发现白细胞停滞减弱，同时毛细血管渗漏减少，视网膜内的 VCAM-1、mRNA 表达下降。这提示抑制 VCAM-1 表达，可减少 DR 相关炎症因子的分泌，减轻毛细血管的损伤及血—视网膜屏障的破坏，延缓 DR 进展。

DR 致病因素繁多、发病机制错综复杂，虽然目前已取得一定研究成果，但是其确切致病机制尚有待于进一步深入研究。高血糖状态是 DR 发生的根本原因，其造成细胞内外代谢紊乱，组织结构发生改变，尤其是细胞因子介导的各类反应可以加速 DR 的病情进展，在 DR 的发生发展过程中起着非常重要作用。由于 DR 病情的严重程度与体内高血糖状态相关，因此糖尿病早期控制血糖可以减少 DR 的发生或减缓 DR 病情的进展。

随着研究对 VEGF、Ang-1 和 VCAM-1 等多种细胞因子在 DR 发病机制中的具体作用及相互关系的深入，除控制血糖外，还有大量研究着眼于开发可以影响细胞因子的表达或阻止其功能的药物，这是在根本上阻断糖尿病并发症与其他相关循环障碍性疾病发生的有效措施。

8. DR 与多元醇代谢通路异常密切相关

关于糖尿病并发症的原因研究最多的是多元醇途径。作为多元醇通路的关键限速酶，醛糖还原酶已被证实与 DR 的发生发展密切相关。

一般情况下，醛糖还原酶对葡萄糖的亲和性很低，在血糖浓度正常的人群中，只有极少量的葡萄糖会通过此途径代谢。而当过高的血糖浓度使机体正常的葡萄糖代谢途径超负荷时，过量的葡萄糖就会通过多元醇通路代谢，被醛糖还原酶转化为山梨醇。山梨醇不易透过细胞膜，在细胞内大量积聚，就会使细胞内渗透压升高，造成周细胞渗透性损伤。

虽然渗透损伤对视网膜毛细血管的周细胞、Müller 细胞有一定的影响，但目前并不认为其为损伤视网膜的主要机制。在多元醇途径的第二步，山梨醇经山梨醇脱氢酶（SDH）催化生成果糖，同时 NAD^+ 被还原成 NADH，使 $NADH/NAD^+$ 比例升高，造成了视网膜内氧化还原的不平衡。$NADH/NAD^+$ 比例升高抑制了 3-磷酸甘油醛脱氢酶（GAPDH）的活性，细胞内磷酸丙糖的浓度增加，使丙酮醛及二酯酰甘油（DAG）合成增加，由此激活蛋白激酶 C（PKC），影响微血管的代谢，带来一系列的视网膜血管损伤。

另外，在葡萄糖被转化为山梨醇时伴有 NADPH 含量的减低，而 NADPH 是还原型谷胱甘肽（GSH）再生的必需物质。还原型谷胱甘肽可以保护细胞内酶和膜蛋白免受氧化应激损伤，其含量减低可使细胞更易受氧自由基的损伤。

高血糖环境可使细胞内 Na^+-K^+-ATP 酶活性减低。初期被认为是由多元醇通路介导的磷脂酰肌醇合成减低所导致，现在认为是由 PKC 的活化导致的。高血糖浓度引起 PKC 的活化，导致细胞内磷脂酶 A2 活性增加，从而增加了花生四烯酸、PGE2 这两种 Na^+-K^+-ATP 酶抑制剂的含量，使细胞内 Na^+-K^+-ATP 酶活性减低。

9. 蛋白非酶糖基化产物堆积是 DR 发生的诱因

DR 与高血糖引起的非酶糖基化产物大量堆积导致的视网膜毛细血管周细胞凋亡有重要联系。蛋白质、脂质或核酸等大分子在没有酶参与的条件下，自发的与葡萄糖或其他还原单糖反应所生成的稳定的共价加成物，称为糖基化终末产物（advanced glycation end products，AGEs），即非酶糖基化反应的终末产物。

早期认为 AGEs 是由细胞外的蛋白质和葡萄糖经非酶反应产生的，后发现细胞内高糖才是细胞内外 AGEs 产生的最基本原因。首先，大分子末端的还原性氨基与葡萄糖等还原糖分子中的醛基进行加成形成 Schiff 碱，该反应迅速且高度可逆。其次，不稳定的 Schiff 碱逐渐发生 Amadori 重排反应并形成相对稳定的醛胺类产物。Amadori 产物再经过一系列脱水和重排反应生成高度活性的羰基化合物（如 α- 乙二酸、3- 脱氧葡萄糖醛酮和丙酮醛等），伴随着大量氧自由基和 H_2O_2 的生成。这些高活性的羰基化合物能同蛋白质的自由氨基发生反应生成 AGEs 交联结构，这些 AGEs 交联结构十分稳定且不可逆。

组织内的 AGEs 可通过以下几种途径造成细胞的损伤：

（1）修饰细胞内蛋白质使其发生功能改变

当血管内皮细胞暴露于高糖环境时，1 周内即可产生 AGEs；碱性成纤维生长因子是内皮细胞内主要的 AGE 修饰蛋白；大分子物质胞吞作用相关的蛋白也受 AGE 的修饰。蛋白糖化后其原有的生化特性会发生改变，如超氧化物歧化酶（superoxide dismutase，SOD）糖化后清除自由基的活性被抑制；醛糖还原酶糖化后酶活性增加等。

（2）改变细胞外基质成分，使之与其他基质成分及细胞上的

整合蛋白发生异常反应

AGEs 的堆积改变了许多重要的基质分子的功能特性。如Ⅳ型胶原是毛细血管基膜的主要组成成分之一，AGEs 在Ⅳ型胶原上的堆积抑制了其正常网状结构的形成，使毛细血管基膜的完整性受损、毛细血管渗透性增加，同时，AGEs 在胶原上的彼此交联可进一步使血管壁增厚、弹性降低、管腔缩小；AGEs 可以改变Ⅳ型胶原细胞结合部分的结构，使内皮细胞的黏附性降低。

（3）修饰血浆蛋白，使其与内皮细胞、肾小球系膜细胞、巨噬细胞上的 AGE 受体结合，导致受体介导的活性氧生成，并激活多向性转录因子 NF-kB，引起基因表达的病理性改变

研究已经发现很多种细胞相关的 AGE 结合蛋白，包括 OST-48、80K-H、半乳糖凝集素 3、巨噬细胞清道夫受体Ⅱ及 RAGE，其中一些结合蛋白可以清除 AGE，另一些则通过与 AGE 配体的结合成为持续细胞损害的基础。RAGE 是视网膜毛细血管内皮细胞和周细胞上中存在的一种特异性 AGEs 受体，它通过产生活性氧介导信号的转导，从而激活转录因子 NF-kB 及 p21Ras。在行细胞培养时，这些 AGEs 受体可以介导 AGEs 与巨噬细胞、肾小球系膜细胞及血管内皮细胞之间的长效作用，促进巨噬细胞和系膜细胞分泌细胞因子及生长因子、促进内皮细胞分泌促凝集及促炎症分子等。另外，内皮细胞 AGEs 受体与配体的结合似乎是导致毛细血管的高通透性的部分原因，该过程可能是通过诱导 VEGF 的产生所致。

10. 蛋白激酶 C 活化加速 DR 的发展

蛋白激酶 C（protein kinase C，PKC）的激活与 DR 的发生发展密切相关。PKC 是色 / 苏氨酸激酶家族中的一员，参与特异性激素、神经元和生长因子的信号转导。研究表明 PKC 有多种异构体，大致可分为 3 类：经典 PKC，包括 PKC-α、βⅠ、βⅡ和 γ；新型 PKC，包括 PKC-δ、ε、η、μ 和 θ；未分型 PKC，包括 PKC-ζ 和 λ。其中认为 β 型和糖尿病并发症相关性最强。

糖尿病患者体内，过多的葡萄糖大部分进行糖酵解代谢。研究表明，这类糖酵解代谢的增加使得二酰基甘油（DAG）重新合成增加，从而激活了 PKC。作为一种重要的分子调节物质，PKC 的激活对微血管细胞有着重要的影响。其中，PKC-β 的激活介导了细胞外基质（ECM）的异常增加，从而使得 VEGF 等细胞因子水平升高，导致视网膜血管通透性增高、微血管通透性增加和新生血管形成。

另一方面，PKC 激活可使得视网膜 PDGFB 链（PDGF-B）的 *mRNA* 表达明显升高，引起内皮素 -1 表达增加。内皮素 -1 具有较强的促进视网膜血管收缩、血流变慢的作用，可引起血管通透性增加以及局部组的缺血缺氧。

研究表明，糖尿病患者中的内皮素 -1 显著上调，与微血管病变、高血压的发生、疾病持续时间、严重程度和糖尿病家族史有较强的相关性。PKC 抑制剂可以通过下调 ET-1 从而改善异常的血流动力学，然而 PKC 抑制剂可能仅在病理状态下有效，并且不影响生理状态下的 PKC 活性。此外，PKC 的激活对糖尿病患者体内的 NO 合成酶具有一定的抑制作用，从而使得血管舒张功能异常。

另外，最近有研究认为，PKC 活化可导致促分裂原活化蛋白激酶（MAPK）的活化以及几种重要的转录因子的磷酸化使得各种应激相关的基因（如 c-Jun 激酶和热休克蛋白）的表达增加。此外，在内皮细胞、平滑肌细胞、周细胞、肾小球系膜细胞中，PKC 激活有助于纤溶酶原激活物 -1（PAI-1）的过度表达，NADPH 氧化酶和 NFkB 的激活。这些细胞如果受到了 PKC 激活的 NADPH 氧化酶刺激就可以释放活性氧簇，而后者是导致糖尿病并发症（如糖尿病肾病、DR）的重要因素。

11. 血管紧张素转换酶系统参与 DR 的发生

血管紧张素转换酶（angiotensin converting enzyme，ACE）是肾素—血管紧张素系统（renin-angiotensin system，RAS）的关键酶，参与了多种疾病的病理生理改变。RAS 在维持体内外电解质平衡及血管抗性方面起重要作用。ACE 通过将血管紧张素 I（Angiotensin I，ANG I）转化成血管紧张素 II（Angiotensin II，ANG II）从而在调节血管收缩程度中起到了重要的作用。

许多研究报道，DR 患者具有高循环水平的 ACE，这意味着 ACE 可能是患有 DR 的危险因素。ACE 作用于血管平滑肌细胞，调控生长因子的表达，如 VEGF、转化生长因子（TGF）、胰岛素样生长因子、各种黏附分子等，间接促进了新生血管的形成。其中，ANG Ⅱ是 RAS 的主要效应子肽，主要作用于两种受体：血管紧张素 1 型（AT1）和血管紧张素 2 型（AT2）受体。通过 AT1 受体，ANG Ⅱ影响血管收缩，电解质内稳态和垂体激素的释放。通过 AT2 受体，ANG Ⅱ影响蛋白磷酸酶和蛋白去磷酸化的活化，一氧化氮（NO）–cGMP 系统的调节，磷脂酶 A2 的刺激和花生四烯酸的释放，通过调节和诱导血管平滑肌和内皮细胞的增生，导致新生血管的形成。ANG Ⅱ的上调还可以增加细胞外基质的生成，导致基底膜增厚，同时通过分解缓激肽激活具有血管扩张作用的 NO 和前列腺素，从而导致全身血管收缩加重糖尿病微血管病变。

研究表明，ANG Ⅱ在视网膜中的促血管生成作用与 VEGF 有关。VEGF 家族存在于视网膜的血管和神经胶质中，能刺激多种细胞因子和生长因子的表达，是目前最强的新生血管生长因子。在动物实验中，血管紧张素转换酶抑制剂可以降低视网膜中的 VEGF 和 VEGFR-2，大鼠中的 AT1 和 AT2 受体阻断均减弱了视网膜 VEGF 表达的上升，使得血管病变减弱。此外临床研究发现，伴有黄斑水肿的糖尿病患者玻璃体液中的 ANG Ⅱ明显升高，并且玻璃体液中 ANG Ⅱ水平比其在血清中也有明显增加。研究结果显示，上调的 ANG Ⅱ通过 VEGF 系统在 DR 的发生发展过程中发挥作用，参与了 DR 的发展。

由于血管紧张素转换酶系统在 DR 的发生发展中起到了重要

的作用，其基因多态性的研究也引起了广泛的关注。ACE 基因具有频繁插入 / 缺失（I / D）多态性，这种多态性与 ACE 水平和酶的激活相关。ACE（I / D）的多态性与 DR 的发生有显著的相关性，与 DR、NPDR、PDR 及严重 PDR 并无关联。

12. 链佐星可诱导 DR 小鼠模型用于研究

DR 是糖尿病最常见的微血管病变之一，它能够对视力造成严重的损害。由于慢性的高血糖状态，DR 病理改变包括视网膜微血管异常、微动脉瘤、周细胞凋亡及内皮细胞减少等，晚期可发生血视网膜屏障破坏、新生血管形成、血管渗漏等，然而其详细的损伤机制目前尚不清楚。动物模型的使用可以在活体上对 DR 的病因进行研究，同时它也在 DR 的药物研究和开发中发挥巨大作用。DR 动物模型主要分为自发性遗传性动物模型、诱发性动物模型和转基因动物模型。常用的实验动物有猴、猫、狗、猪、鼠等，因为它们的视网膜与人类相似，尤其是有相对精细复杂的血管网，可被用作 DR 研究的动物模型。

DR 的体内研究最常使用的实验动物是鼠类，如 C57Bl/6 小鼠、SD 大鼠、wistar 大鼠等，其中 C57Bl/6 小鼠因体积较小，易操作且价格便宜，被广泛用于 DR 实验中。此外，这种小鼠寿命较短，易于短期实验的开展。

建立诱发性糖尿病动物模型的方法包括催肥、病毒感染、手术以及药物诱导等，目前进行诱导的药物主要有缩氨酸、类固醇、生物制剂、增效剂和化学药物等，这其中最常用来建立诱导型动物模型的药物是化学药物，主要包括四氧嘧啶（alloxan，ALX）、链佐星（streptozotocin，STZ）和半乳糖。ALX 和 STZ 诱导动物形成的实验动物为胰岛素依赖型糖尿病（insulin-dependent diabetes mellitus，IDDM）模型，通过该类药物的药物毒性诱导胰腺产生大量的氧自由基，使 β 细胞受到氧化损伤，影响其分泌胰岛素，造成血胰岛素下降进而血糖升高形成糖尿病。ALX 也可造成动物肝、肾等器官和组织的中毒性损伤。有研究表明，犬在 ALX 诱导的 DR 发生之前，其视网膜血流速度就开始下降，并且眼内的新陈代谢也发生改变。在半乳糖诱导的小鼠模型中，只发生血液中的己糖浓度升高而不引起其他新陈代谢的异常，但是其造模时间长，价格较昂贵。因此，链霉素诱导的小鼠模型是相对理想的 DR 的动物模型，目前该类动物模型也在 DR 的发病机制研究及药理学实验中得到了广泛的应用。

STZ 稳定性较差，需现用现配，剂量一般在 20 ～ 80mg/kg，可通过静脉或腹腔注射给药。DR 动物模型的症状有剂量依赖性，大剂量的 STZ 可引起速发型糖尿病，多次小剂量的 STZ 则引起迟发型糖尿病。可根据实验要求，改变建模过程中的给药剂量、给药途径及是否需要胰岛素的补充来获得不同类型的 DR 动物模型，并可在 STZ 注射后 1 ～ 4 周获得高血糖的小鼠。糖尿病并发症动物模型联合会（animal models of diabetic complications consortium）推荐的建模方案为：首日腹腔注射 150mg/kg 的

STZ，连续 5 天注射 50mg/kg 剂量的 STZ 在 C57Bl/6 鼠上，期间无须添加胰岛素。

STZ 小鼠模型的高血糖状态可在不同时间对视网膜不同部位造成损害。对于视网膜神经细胞的研究中可发现在 4～5 周的 STZ 小鼠中发生短暂的星形胶质细胞的激活以及数量的增多，同时观察到胶质细胞的激活及其内 GFAP 的上调。从第 6 周起视网膜神经节细胞数量逐渐减少，至第 10 周内核层及外核层开始发生薄变。对于视网膜血管的研究中发现，STZ 小鼠在建立高血糖状态的第 8 天，其视网膜血管即可发生血管通透性增加，并于 2 月后发生血管渗漏。在第 4 周时明显发现 STZ 小鼠视网膜小动脉和小静脉的血流速度和血流量随着小动静脉的红细胞的减少而下降，同时视网膜动静脉的管径也开始变细。小鼠在第 17 周的高血糖状态可发生视网膜毛细血管基底层薄变和新生血管的形成。第 6 个月时视网膜血管细胞开始发生凋亡。至 6～9 个月可以在小鼠的视网膜中找到非细胞性毛细血管形成和周细胞等。该类模型也可用于视网膜电生理的研究中，如在小鼠高血糖状态的第 4 周时，视网膜电图 （electroretinography，ERG) 可发生视网膜震荡电位的峰值频率及能量降低、潜伏期延长，而 a 波及 b 波在第 6 个月时发生振幅下降，图形 ERG 的振幅则在第 7 周时发生下降。有研究发现，在 STZ 诱导的大鼠发生糖尿病 3 个月时，在视网膜、肾皮质及心肌中 FNmRNA 及 ET-1mRN 的表达增加；NF-B 及 AP-1 在视网膜上的表达最显著，其次是肾皮质及心肌，这表明 STZ 诱导的糖尿病动物的组织微血管改变可以造成转录因子表达的变化。

DR 动物模型为糖尿病视网膜病发病机制及药理学研究提供了有效的研究途径。药物诱发性动物模型具有用药后发病迅速、造模时间短等优势，是目前最常用的造模方法。其中链佐星诱导 DR 小鼠模型目前应用最为广泛，实验中部分动物可对 STZ 产生抵抗，造成高血糖状态无法达到，所以应注意检测小鼠的血糖状态，及时排除无法形成高血糖的动物，以保证实验结果真实可靠。

13. 基因工程动物是未来模型建立发展的方向

根据研究目的的不同，通过不同的实验方法改变实验动物的某种基因成分并且影响其表达，从而使该动物获得某种遗传性状，这种技术即转基因技术，通过这种技术获得的动物模型为转基因动物模型。随着基因工程的发展，转基因技术为 DR 的研究提供了便利，尤其是基因工程动物模型的出现，为 DR 的分子机制研究及其基因研究提供了有效途径。通过对实验动物进行诱发突变、转基因和基因敲出等方式，探究糖尿病和 DR 相关的致病基因，以促进发现该疾病有效的治疗手段。

Kimba 小鼠是新生血管化的转基因小鼠，它是由人 *VEGF-165* 基因在视紫红质细胞内短暂的过表达而形成的，其表达的峰值是在造模后的第 10～15 天，并于第 20 天时表达开始下降。有研究表面，在造模的第 7 天时即可发现视网膜神经节细胞层、内丛状层及外丛状层甚至整个视网膜的薄变。在第 28 天时可观察到微动脉瘤、视网膜内血管异常、毛细血管无灌注、血管渗漏等病变，但是该类病变在第 9 周时不再产生，这可能是由于此时 VEGF 的过表达的缺失。

为了获得更为理想的 DR 动物模型，将 Kimba 小鼠与 Akita 小鼠杂交获得 Akimba 小鼠。该鼠可具有 DR 表型，用 OCT 观察 8 周鼠龄的 Akimba 小鼠，可见视网膜厚度不均匀、视网膜水肿以及光感受器层薄变，并有视网膜脱离。微血管异常表现包括微动脉瘤、毛细血管渗漏、出血、异常微血管循环形成等也可在 8 周的 Akimba 小鼠的眼内发现。虽然该小鼠可以表现出大量 DR 的异常表现，但是目前关于它的研究较少。

有研究表明，在敲出小鼠的 PDGF-B 后，该动物表现为视网膜微血管周细胞形成减少及毛细血管微血管瘤形成增多。这是因为该类小鼠的视网膜毛细血管芽内皮细胞无法促进 PDGF-B 阳性周细胞的祖细胞生长。该方法建立仅有一个 PDGF-B 功能等位基因的非糖尿病小鼠，与正常野株型小鼠相比，该类小鼠的视网膜周细胞数量减少了 30%，而毛细血管数量明显增加。糖尿病野生株的小鼠与非糖尿病的野生株的小鼠相比，糖尿病野生株小鼠的视网膜周细胞数量减少了 40%；糖尿病 PDGF-B+/− 小鼠减少了 50%，非细胞毛细血管数量增加了 3.5 倍；在使用高糖诱导后，PDGF-B+/− 小鼠的视网膜新生血管形成增加了 2 倍。通过敲出胰岛素受体基因形成转基因糖尿病小鼠与野株型糖尿病小鼠一样，它的视网膜 VEGF、eNOS、ET-1 表达增加 34% ～ 43%，然而其新生血管下降 57%。

随着基因工程技术的不断发展，基因工程动物模型在 DR 研究中的价值逐步提高。越来越多的不同种类的 DR 动物模型建立，使得 DR 研究更加深入。虽然目前的所有的基因工程动物模型无法表现出人类的 DR 所有的病理特征，但可以实现建立模拟 DR 不同的病程和病理特征的基因工程动物模型，这也是为了探索 DR 发病机制以及研究干预治疗措施的发展方向，这需要各国研究者在此领域竭诚合作，进一步探索。

参考文献

1. Senger DR, Galli SJ, Dvorak AM, et al. Tumor cells secrete a vascular permeability factor that promotes accumulation of ascites fluid. Science, 1983, 219 (4587)：983-985.

2. Holla S, Balaji KN. Epigenetics and miRNA during bacteria-induced host immune responses. Epigenomics, 2015, 7 (7)：1197-1212.

3. Caporali A, Emanueli C. MicroRNA regulation in angiogenesis. Vascul Pharmacol, 2011, 55 (4)：79-86.

4. Wang S, Aurora AB, Johnson BA, et al. The endothelial-specific microRNA miR-126 governs vascular integrity and angiogenesis. Dev Cell, 2008, 15 (2)：261-271.

5. Fish JE, Santoro MM, Morton SU, et al. miR-126 regulates angiogenic signaling and vascular integrity. Dev Cell, 2008, 15 (2): 272-284.

6. 陈菲, 游志鹏, 毛新帮. 抗 VEGF 药物治疗糖尿病性黄斑水肿研究进展. 中国实用眼科杂志, 2015, 33 (1): 220-223.

7. Davis S, Aldrich TH, Jones PF, et al. Isolation of angiopoietin-1, a ligand for the TIE2 receptor, by secretion-trap expression cloning. Cell, 1996, 87 (7): 1161-1169.

8. Samuel SM, Akita Y, Paul D, et al. Coadministration of adenoviral vascular endothelial growth factor and angiopoietin-1 enhances vascularization and reduces ventricular remodeling in the infarcted myocardium of type 1 diabetic rats. Diabetes, 2010, 59 (1): 51-60.

9. Zietz B, Buechler C, Kobuch K, et al. Serum levels of adiponectin are associated with diabetic retinopathy and with adiponectin gene mutations in Caucasian patients with diabetes mellitus type 2. Exp Clin Endocrinol Diabetes, 2008, 116 (9): 532-536.

10. Xu X, Zhu Q, Xia X, et al. Blood-retinal barrier breakdown induced by activation of protein kinase C via vascular endothelial growth factor in streptozotocin-induced diabetic rats. Curr Eye Res, 2004, 28 (4): 251-256.

11. Yokota T, Ma RC, Park JY, et al. Role of protein kinase C on the expression of platelet-derived growth factor and endothelin-1 in the retina of diabetic rats and cultured retinal capillary pericytes. Diabetes, 2003, 52 (3): 838-845.

12. Geraldes P, Hiraoka-Yamamoto J, Matsumoto M, et al. Activation of

PKC-delta and SHP-1 by hyperglycemia causes vascular cell apoptosis and diabetic retinopathy. Nat Med, 2009, 15（11）：1298-1306.

13. Yang Y, Mao D, Chen X, et al. Decrease in retinal neuronal cells in streptozotocin-induced diabetic mice. Mol Vis, 2012, 18：1411-1420.

14. Zhu SS, Ren Y, Zhang M, et al. Wld（S）protects against peripheral neuropathy and retinopathy in an experimental model of diabetes in mice. Diabetologia, 2011, 54（9）：2440-2450.

15. Shen WY, Lai CM, Graham CE, et al. Long-term global retinal microvascular changes in a transgenic vascular endothelial growth factor mouse model. Diabetologia, 2006, 49（7）：1690-1701.

16. Lindahl P, Johansson BR, Levéen P, et al. Pericyte loss and microaneurysm formation in PDGF-B-deficient mice. Science, 1997, 277（5323）：242-245.

17. 赵红姝，魏文斌. 高山红景天组方对糖尿病鼠视网膜中 VEGF 表达的影响. 眼科研究，2010，28（6）：513-518.

18. 屠颖，徐亮，魏文斌，等. 糖尿病视网膜病变相关血液和基因检测指标. 国际眼科纵览，2010，34（5）：351-354.

（杨　萱　杨婧研　由　冰　整理）

糖尿病视网膜病变的临床特点

　　糖尿病是当今威胁全球人类的慢性代谢性疾病之一，而 DR 是糖尿病视网膜微血管损害引起的一系列典型病变，是一种影响视力甚至具有致盲性的慢性进行性疾病，也是发达国家劳动力人群中（20 ～ 74 岁）最重要的致盲性眼病。目前有数据显示，糖尿病患者视力丧失的风险比非糖尿病患者高 2.4 倍。因此，临床上迫切需要有效的早期筛查、早期诊断，并且提高患者对 DR 的了解与认识。

　　DR 的早期一般无眼部自觉症状，但随着疾病的发展，可以逐渐出现视物模糊、视力下降、视物变形、眼前有黑影飘动及视野缺损等眼部症状，最终可致失明。如果病情发展到 PDR，则可伴有视网膜脱离、视网膜前出血或玻璃体积血，临床表现为突然急剧的视力下降。如果继发新生血管性青光眼，则表现出头痛、眼痛、眼胀等高眼压的症状。

　　2016 版美国眼科学会（american academy of ophthalmology，

AAO）指南，将其和国际 DR 临床分期标准一并列出（表 1）。

表 1　AAO 糖尿病性视网膜病变分期和国际糖尿病性视网膜病变临床分期

疾病严重程度	散瞳检查的表现
无明显视网膜病变	无异常
轻度 NPDR	仅见微动脉瘤
中度 NPDR	不仅有微动脉瘤，但比重度轻
重度 NPDR	
AAO 定义	有以下任一项（4-2-1 规则），但无 PDR 表现
	4 个象限每个均有严重的视网膜内出血及微血管瘤
	＞ 2 个象限有明确的静脉串珠状改变
	＞ 1 个象限有中度的视网膜微血管异常
国际定义	有以下任一项，但无 PDR 表现
	4 个象限每个都有＞ 20 个的视网膜内出血
	＞ 2 个象限有明确的静脉串珠状改变
	＞ 1 个象限有显著的视网膜微血管异常
PDR	出现以下任一项或两项
	新生血管形成
	玻璃体积血 / 视网膜前出血

　　中国在 1984 年对 DR 制定了分期标准，由于适用于临床诊疗，故沿用至今（表 2）。

表 2　DR 的临床分期（1984 年）

分期	临床表现
单纯型（背景期）无异常	
非增殖型	
Ⅰ期	微动脉瘤或并有小出血点，（+）较少，易数；（++）较多，不易数
Ⅱ期	黄白色"硬性渗出"或并有出血斑，（+）较少，易数；（++）较多，不易数
Ⅲ期	黄白色"软性渗出"（棉絮斑）或并有出血斑，（+）较少，易数；（++）较多，不易数
增生型	
Ⅳ期	视网膜新生血管或并有玻璃体积血
Ⅴ期	视网膜新生血管有纤维增生
Ⅵ期	视网膜新生血管并有纤维增生，并发视网膜脱离

14. DR 早期可无自觉症状

视网膜毛细血管是由周细胞、内皮细胞和基底膜 3 部分组成。DR 的基本病理学改变包括以下几部分：①周细胞的选择性丢失；②基底膜的增厚；③微血管瘤的形成；④内皮细胞的增生；⑤新生血管的形成。其中最早出现的病理改变为周细胞的选择性丢失，但此时并没有导致眼部的功能改变，因此，糖尿病患者在早期可无任何眼部症状，而随着 DR 的逐渐发展，可以出现视物模糊、视力下降、视物遮挡、眼前黑影、视物变形等症状。

近年来，在 DR 中，有一些学者认为视网膜微血管病变要晚于神经细胞的病变，在早期就可以出现神经胶质细胞功能的异常和神经细胞凋亡的现象。

研究表明，针对糖尿病患者的视网膜进行一系列筛查、早期诊断及治疗，可显著降低患者的低视力及致盲率，所以 DR 的筛查是预防疾病发生发展的基础。在许多发达国家，已经广泛开展 DR 的筛查，如裂隙灯检查、眼底像、眼底荧光素血管造影（fundus fluorescein angiography，FFA）等，这一系列辅助检查可以有效地进行筛查及明确诊断。虽然早期 DR 在检眼镜下可能仍然具有"正常"的眼底表现，但 FFA 能够动态地观察视网膜血液循环的状态和血管改变，发现检眼镜下观察不到的病变，如毛细血管荧光渗漏、毛细血管扩张、微动脉瘤、黄斑及视网膜水肿和毛细血管闭塞（无灌注）等表现。ERG 是诊断早期 DR 最敏感的指标，它甚至可以在眼底未出现病变之前，就有各波振幅下降、振荡电位 OPs 选择性的降低或消失、潜伏期延长等异常改变。OCT 可以观察到早期 DR 患者的黄斑区改变，如黄斑区视网膜厚度（retinal thickness，RT）的增加、视网膜神经纤维层（retinal nerve fiber layer，RNFL）厚度的减小。OCT 联合全视野闪光 ERG 的检查，可以客观的反映早期 DR 的形态及功能改变，对 DR 的临床筛查及随访具有重要意义。

15. NPDR 的特征为视网膜缺血

DR 分为两个类型：NPDR 和 PDR，前者以视网膜缺血为主要特征，后者以形成新生血管为标志。

研究表明，在 DR 患者的彩色多普勒超声（color doppler flow imaging，CDFI）检查结果中，NPDR 患者视网膜中央动脉的收缩期血流峰速（peak systolic velocity，PSV）、舒张末期流速（end diastolic velocity，EDV）和平均血流速度（mean velocity，Vm）均有下降，而搏动指数（pulse index，PI）和阻力指数（resistance index，RI）都有增高。但与此相反，NPDR 患者视网膜中央静脉的 PSV、EDV 和 Vm 却均升高。

FFA 检查结果显示 NPDR 患者的视盘及视网膜血流异常，静脉迂曲扩张，毛细血管闭塞。从 NPDR 患者的背景期开始，视网膜中央动脉的 PSV、EDV 已经明显降低，而 RI 已经明显升高。

其中，PSV 反映血管的充盈度和血流的供应强度，EDV 反映远侧组织的血流灌注状态。随着 DR 病情的逐步加重，视网膜中央动脉的血流速度也随之逐渐下降，RI 也随之逐步升高。产生这一现象的原因之一可能是由于糖尿病患者的高血糖代谢，损害了视网膜的毛细血管、小动脉、小静脉等，从而引起基底膜的增厚，导致血管管腔狭窄甚至闭锁所引起的。原因之二可能是因为糖尿病患者的血液由于高血糖而处于高黏状态，这也可以扰乱视网膜的微循环，从而引起视网膜中央动脉的血流动力学异常。

大量的研究结果提示，DR 患者的视网膜组织在非增殖期已经处于血管内低灌注的低氧或缺氧状态，而且随着病程的进展，这种低氧或缺氧状态会越来越明显。所以说，视网膜缺血是 NPDR 的主要特征。

16. 重度 NPDR 是视网膜缺血的必然结果

重度 NPDR 的定义标准，目前分为以下两种：《糖尿病性视网膜病变新的国际临床分级标准（2002 年）》对于重度 NPDR 的定义为无 PDR 表现但出现以下任何一项改变：①任一象限中出现多于 20 处视网膜内出血；②在两个以上象限有静脉串珠样改变；③在 1 个象限内有显著的视网膜内微血管异常。AAO 对于重度 NPDR 的定义为有以下任一项（4-2-1 规则），但无增生性 DR 表现：① 4 个象限每个均有严重的视网膜内出血及微血管瘤；②＞ 2 个象限有明确的静脉串珠状改变；③＞ 1 个象限有中度的视网膜微血管异常。

无论哪种定义标准，其本质在于强调重度 NPDR 的病变程度较高，病变范围广泛。视网膜内出血的可能原因是糖尿病患者的血管长期暴露于高浓度的血糖中，导致血管壁内长期处于高渗状态，从而刺激基底膜进行性增厚，造成周细胞的死亡，并且伴有Ⅳ型胶原蛋白及层粘连蛋白增加，同时负电荷位点数目减少，使毛细血管基底膜的大小选择屏障和电荷选择屏障均遭到破坏，这可能是导致 DR 渗出性病变和出血改变的基础。

　　大量研究表明，糖尿病患者长期的高血糖状态，可以造成早期的 DR 的发生，导致视网膜的缺血缺氧。随着病情的发展，如糖基化产物长期堆积于机体各系统组织，破坏血红蛋白的携氧能力、促进红细胞的聚集与黏附。在加重视网膜缺血缺氧时，使视网膜相关血管内血流阻力增加、速度下降，微循环障碍引起各种功能紊乱，逐渐形成视网膜病理改变（如微动脉瘤、棉絮斑等）。随着视网膜缺血缺氧的继续发展，DR 的病理性改变愈加严重，逐渐发展到视网膜出血、静脉的串珠样改变、广泛的微血管异常渗漏、大片的无灌注区形成等。这些微循环结构的损害表现又可以使视网膜微循环的代偿性调节功能降低甚至丧失，再加之视网膜中央动脉灌注动力不足，从而造成视网膜中央静脉回流速度减慢，血液淤滞，而血液淤滞又将进一步加重微循环的结构损害，这种恶性循环最终将导致视网膜中央静脉的血液回流处于极度低下状态，即导致大范围、高程度视网膜病变。所以说，重度 NPDR 是视网膜缺血的必然结果。

17. PDR 的特征为视网膜新生血管

　　《糖尿病性视网膜病变新的国际临床分级标准（2002 年）》对于 PDR 的定义为：出现一种或多种改变；新生血管形成、玻璃体积血或视网膜前出血。

　　大量研究表明，PDR 新生血管的形成往往是继发于视网膜毛细血管损伤和渗透性增加之后的一个病理过程。视网膜毛细血管闭塞不仅是 DR 早期微循环改变的显著特征，更是形成视网膜新生血管的先兆。在 FFA 中，如果看到较大面积毛细血管无灌注区，可以认为是 DR 走向增殖型的重要标志。

PDR 产生新生血管的发病机制目前尚未有统一的定论，各类学说十分复杂。部分研究结果表明，长时间持续的高血糖可导致视网膜血液循环系统中各种细胞的结构和功能以及细胞外成分发生变化，如内皮细胞（endothelial cell，EC）的增生、内皮祖细胞（endothelial progenitor cell，EPC）的动员及迁移、周细胞的变性及凋亡、炎症细胞的浸润、刺激因子（如 VEGF、整合素、生长因子等）的改变等，这些变化对产生新生血管都具有重要的影响。

视网膜毛细血管的内皮细胞和周细胞的广泛缺失，造成了无完整细胞结构的毛细血管，不仅引起血管周围的视网膜缺血，而缺血本身就可以作为刺激因素促进血管的增生从而产生新生血管，而且这种新生血管由于缺少正常的血管结构，极易并发出血，最终发展成 PDR 伴视网膜前出血、玻璃体积血或视网膜脱离。

18. 黄斑水肿为 DR 的重要表现之一

DME 是 DR 患者常见的微血管并发症，是造成视力下降以致盲的主要原因。其发生机制主要是因为血－视网膜屏障的破坏，导致液体增加积聚在黄斑区的内层视网膜。随着中国糖尿病患者的逐年增加，DME 的发病率也显著增高，其中 10% ～ 25% 的 DR 患者存在 DME。目前研究认为主要发生在糖尿病病史＞ 5 年的患者。有报道，中国 1 型糖尿病和 2 型糖尿病患者 20 年内 DME 发病率分别为 28% 和 29%，即使部分眼底激光光凝术或玻璃体切除术后的患者，黄斑水肿仍然无法消退。因此，早期筛查、诊断 DME，对于预防和治疗 DME 及 DR 患者的视力预后具有重要的临床意义。

目前国际上对于 DME 按照散瞳后眼底情况进行分级（表 3）。

表 3　国际上对于 DME 按照散瞳后眼底情况分级

分级	散瞳后眼底情况
未见明确存在 DME	后极部眼底未见视网膜增厚或硬性渗出
明确存在 DME	
轻度 DME	后极部眼底可见视网膜增厚或硬性渗出，但远离黄斑中心
中度 DME	后极部眼底可见视网膜增厚或硬性渗出，邻近但不累及黄斑中心
重度 DME	后极部眼底可见视网膜增厚或硬性渗出，累及黄斑中心

注：其中硬性渗出为现症或陈旧黄斑水肿的标志。

根据 2016 年美国眼科协会糖尿病视网膜病变临床指南最新观点，临床上有意义的黄斑水肿为视网膜增厚合并（或）硬性渗出，累及、邻近黄斑中心。早期糖尿病视网膜病变治疗研究（early treatment diabetic retinopathy study，ETDRS）将黄斑水肿定义为：①距黄斑中心 500μm 以内出现视网膜增厚；②距黄斑中心 500μm 以内出现硬性渗出，合并邻近区域内有视网膜增厚（不包括有视网膜增厚治疗史残余的硬性渗出）；③一处或多处视网膜增厚的面积为≥1 个视盘面积，且病变所有部分距黄斑中心为 1 个视盘直径之内。

对于黄斑水肿也可根据是否累及黄斑中心进行分类，这是由于当黄斑中心被累及时视力丧失的风险和治疗的必要性都将显著增加。DME 患者的视力预后与黄斑中心凹下视网膜厚度以及黄斑水肿的类型有关，因此黄斑中心凹下视网膜厚度可作为诊断 DME 的客观定量指标。诊断 DME 最好通过散瞳后裂隙灯活体显微镜、立体眼底照相来诊断。临床上行激光治疗前行 FA 有助于确定可治疗的病灶范围，并用于检测毛细管中断和黄斑中心凹无血管区病理性扩大的范围，这对于制定诊疗计划很有帮助，但此法不适用于有环状脂质渗出且泄漏的部分在脂环内的情况。彩色眼底照相可用于记录未行激光治疗患者的视网膜病变。OCT 可准确评估眼底结构，对于细微的黄斑水肿和术后随访起到重要作用。

DME 是 DR 的顽固并发症之一，严重威胁患者的视功能及生活质量。作为最常见的 DR 并发症，在临床上应该做到尽可能的早期发现、早期治疗，对已有的病变应当行细致全面的眼底检查，根据其视网膜微循环结构的改变来判断 DME 的病程及进行预后评估，为随访提供线索和依据。

19. 光感受器损伤是 DR 最佳矫正视力差的原因

视网膜分为 10 层，光线通过其中 8 层，被另外两层的视杆细胞和视锥细胞的光感受器吸收。感受器细胞包括外节（outer segment，OS）和内节（inner segment，IS），中间为一个细的连接颈。视杆细胞、视锥细胞是视网膜的第一级神经元，这些细胞受到损伤将导致视功能的障碍。临床上发现许多 DME 患者行治疗后，黄斑区水肿已完全消退，但其最佳矫正视力(best-corrected visual acuity，BCVA）仍低下，因此黄斑中心凹厚度（CPT）并不是 BCVA 的唯一相关因素，目前认为光感受器的损伤是主要原因之一。

研究显示，DME 患者的光感受器层与黄斑区域正常的 DR 患者和正常人相比，体积小、厚度薄。另外，DME 患者 CPT 与 IS/OS 连接的分级亦显著相关，即随着 DME 患者黄斑水肿区黄斑中心凹厚度值的增大，IS/OS 破坏范围扩大。IS/OS 连接的破坏范围越广，患眼的视力及最佳矫正视力越差。临床上，应用 SD-OCT 发现 DR 患者行玻璃体切除术后，中心凹视细胞 IS /OS 反射光带损伤者，BCVA 显著低于该反射光带完整无缺者，视力与内层视网膜厚度呈显著正相关。

视网膜对于缺氧、缺血极其敏感，动物实验表明，糖尿病大鼠在 1 个月时即可发生视杆细胞结构的异常。DR 患者在早期眼底检查未发现任何 DR 改变时，视网膜振荡电位已经发生下降，提示视锥细胞功能受影响，而患者的视功能会因视锥细胞功能低下而受到影响。临床上也可见许多 DR 患者 FFA 显示眼底正常，但行 OCT 检查可见光感受器层不连续，RPE 层不规则改变，外核层、外丛状层高颗粒状的高反光，说明黄斑区视杆、视锥细胞出现功能性改变，并随着黄斑病变发展而加重。

另有证据显示，糖尿病患者出现视网膜血管病变前，部分患者已经出现视网膜神经纤维层（RNFL）变薄。糖尿病前期患者 RNFL 厚度与正常人相比已明显变薄，其中以视盘上 1/4 象限最为明显。2 型糖尿病患者在血糖控制后，视盘周围各象限（视盘上方为主）RNFL 厚度也发生降低，病理可见轴突细胞不规则肿胀、串珠样改变，树突细胞变小、分支变少。目前有观点认为，视网膜的局部血管刺激因素与抑制因素的平衡破坏而致血视网膜屏障障碍，导致光感受器破坏。

综上所述，DR 患者最佳矫正视力与外界膜和感光细胞 IS/OS 层的结构与受损程度密切相关，与黄斑中央区域厚度呈负相关。因此，患者黄斑视网膜厚度的变化并不是影响视功能的唯一因素，光感受器的损伤与否很大程度上决定着 DR 患者最佳矫正视力。因此，术前对 DR 患者进行光感受器结构的评估是眼科医生判断 DR 患者术后视力及视功能预后的必要手段。

20. 糖尿病视神经病变不可忽视

糖尿病有三大慢性并发症，包括大血管病变、微血管病变以及神经病变（最常见）。糖尿病引起的神经病变可广泛累及周围神经、中枢神经和自主神经等，若病变涉及眼部神经，方可引起糖尿病视神经病变（diabetic optic neuropathy，DON）。因为糖尿病患者的视盘筛板前部血管发生异常、不足，导致视盘水肿、缺血、炎症样改变，而视神经属周围神经系统，对缺血、缺氧敏感，这些改变使末端轴突细胞的死亡，神经纤维变性、坏死、脱髓鞘，引起视神经萎缩、神经变性。目前研究认为其分子机制是线粒体功能障碍，神经营养物质缺乏因而致神经病变，最终导致视神经传导功能丧失。

视神经病变在各期 DR 均可出现。有学者进行大鼠动物实验，发现其糖尿病病程 3 个月时，视神经就开始出现病变。对于 DON 的分类，结合临床及 FFA 表现，DON 通常分为以下 4 类：糖尿病性视盘病变、缺血性视神经病变、视盘新生血管、糖尿病视神经萎缩；也有学者将糖尿病急性视神经炎样改变分为第 5 类。目前尚没有 DON 统一的诊断标准，所以对于发病率的统计尚不统一，中国学者通过临床观察糖尿病病程在 1 ～ 5 年的患者发生 DON 的概率为 5%，而 6 ～ 10 年的患者发生 DON 的概率高达 8%；国外学者 Barr 提出患者发生 DON 的概率为 0.4%，而 Ignat 报道的患者发生 DON 的概率为 1.58%。

对于糖尿病视神经病变的治疗主张多管齐下，首当其冲的就是控制原发病及致病危险因素，即合理的控制血糖值，同时还有血压、血脂等。有研究使用 VEP 实验发现血糖的突增可以减缓视觉传输的速度，尽管此改变是一过性，但当血糖水平持续维持较高时，视觉信号传导可进行性延迟，且随着血糖水平的增高而进展。

另外，有研究表明，因外源性胰岛素的使用，血糖在短时间内下降过快也是 DON 的风险因素。因此，临床上对于患者应因人而异，合理控制血糖，对于血糖过高的糖尿病患者，应当视病情及患者自身条件个体化控制。

糖尿病对视神经的损害不容忽视，一旦损伤，结果往往是不可逆的。随着近年 DR 发病率的增高，糖尿病视神经病变的患病率也逐渐升高，并对患者视功能造成严重损伤。因此，对于各期 DR 患者都需要警惕糖尿病视神经病变。临床上可见部分病例虽然在检眼镜下没有发现视神经、视盘形态异常，但 FFA 示视盘周围存在荧光渗漏、血管扩张等异常表现。由于其可发现检眼镜下不能观察到的微循环病变及其范围和程度，并能显示出视盘周围血流动态循环和细微结构，因此行 FFA 检查有助于对该病的早期筛查、早期诊断，以便及时治疗。对疑似或者已经有病变的 DON 患者，需要仔细行眼底检查，除 FFA 以外，还应行视野检查进行筛查或者诊断，视情况可行视觉电生理检查以评价视神经的功能。由于糖尿病患者的 DON 发病风险随着糖尿病病程的迁延增高，与 DR 严重程度呈正相关，所以对于病程 10 年以上的糖尿病患者，应当常规定期筛查眼底。眼科医生除了注重糖尿病引起的视网膜病变，同时，也需注意视神经的改变，防止发生误诊、漏诊。

21.1 型糖尿病所致的视网膜病变更加凶猛

糖尿病分为两类，1 型糖尿病为胰岛素依赖型，2 型糖尿病为非胰岛素依赖型。1 型糖尿病发病年龄轻，大多 30 岁前发病，起病突然，多与自身免疫异常相关；2 型糖尿病多见于 40 岁以上，常见于中老年人，占糖尿病患者 90% 以上，中国大部分的糖尿病患者属于此类。二者相比，1 型糖尿病患者血糖控制不佳、发病年龄低、病程急等都是引起 DR 危险度增加的风险，甚至导致视力丧失。根据 2016 年美国糖尿病视网膜病变指南，诊断为 1 型糖尿病的患者，5 年后 25% 发生 DR，10 年后 60% 发生 DR，15 年后 80% 发生 DR。年龄 ≤ 30 岁的 1 型糖尿病患者，病程在 20 年以上有 50% 的患者发生 DR；当病程 > 15 年时，有 18% 的患者有 PDR，1 型糖尿病与 2 型糖尿病患病率没有显著差异。

有国内外研究表明，1 型糖尿病出现视网膜病变较 2 型糖尿病患者 DR 早且程度重，可能与 1 型糖尿病多发生于青少年，其可能与血浆中 IGF-1 成分高，从而加快细胞的有丝分裂有关。另外，HbA1c 值与 1 型糖尿病是否发生严重 DR 有关，因此保持 HbA1c 低于 7.6% 作为治疗目标是预防 1 型糖尿病患者发生 PDR 的有效指标。

虽然 2 型糖尿病与 1 型糖尿病相比，影响寿命的危险度较低，但由于 1 型糖尿病诊断周期的不确定性，往往该类患者在诊断糖尿病后行眼底影像学检查时已出现病变。同时有证据表明，年轻的糖尿病患者和 1 型糖尿病患者很多没有定期检查眼底的习惯，从而导致视力预后极差，这可能与患者年龄低，对 DR 的疾病认知度与关注度不高相关。

综上所述，1 型糖尿病患者发生 DR 的可能性比 2 型糖尿病高且出现早，所以对于 1 型糖尿病患者的早期眼底筛查很重要。目前美国糖尿病协会指南建议，1 型糖尿病患者应从青春期开始或者 10 岁以上起（若病程超过 3 年，检查则提前），每年行眼部检查。尽管经过数据调查，平均年龄在 12 ± 4 岁的患者，接受 DR 治疗的占很小部分，因此考虑患者的经济条件与实际临床应用价值，随访时间还有待讨论，当然若有条件还是应当防患于未然。同时建议所有 1 型糖尿病未合并 DR 的患者，在诊断糖尿病后尽早定期进行眼底检查；眼科医生在诊断时也应告知患者早期控制血糖对于 DR 预防至关重要。

参考文献

1. 戴慧，董志军，张铁民.糖尿病视网膜病变视网膜神经组织损伤研究进展.中国实用眼科杂志，2015，33（1）：17-20.

2. 李春芳，丁小燕.糖尿病视网膜病变的研究进展.新医学，2004，35（1）：9-10.

3. 中华医学会眼科学会眼底病学组.我国糖尿病视网膜病变临床诊疗指南（2014年）.中华眼科杂志，2014，50（11）：851-865.

4. Ding J，Wong TY. Current epidemiology of diabetic retinopathy and diabetic macular edema. Curr Diab Rep，2012，12（4）：346-354.

5. Goyal S，Lavalley M，Subramanian ML. Meta-analysis and review on the effect

of bevacizumab in diabetic macular edema. Graefes Arch Clin Exp Ophthalmol，2011，249（1）：15-27.

6. Varma R，Torres M，Peña F，et al. Prevalence of diabetic retinopathy in adult Latinos: the Los Angeles Latino eye study. Ophthalmology，2004，111（7）：1298-1306.

7. Frank RN. On the pathogenesis of diabetic retinopathy. Ophthalmology，1984，91（6）：626-634.

8. Forster AS，Forbes A，Dodhia H，et al. Changes in detection of retinopathy in type 2 diabetes in the first 4 years of a population-based diabetic eye screening program: retrospective cohort study. Diabetes Care，2013，36（9）：2663-2669.

9. Leese GP，Boyle P，Feng Z，et al. Screening uptake in a well-established diabetic retinopathy screening program: the role of geographical access and deprivation. Diabetes Care，2008，31（11）：2131-2135.

10. 李筱荣，黎晓新，惠延年. 糖尿病眼病. 北京：人民卫生出版社，2010：317-332.

（周文嘉　秦书琪　整理）

糖尿病视网膜病变的早期发现意义重大

DR 是威胁视力的主要眼病之一，随着全球糖尿病患病率逐年上升，糖尿病视网膜病变已成为一个严峻的公共卫生问题，因此 DR 的早期诊断意义重大。对 DR 进行早期发现和及时干预可以明显降低糖尿病人群的致盲率。目前 DR 筛查诊断的主要方法包括：彩色眼底照相、超广角眼底影像技术、OCT 眼底荧光血管造影及超声检查，即彩色眼底照相可以直观反映患者的眼底情况；超广角眼底影像技术可以发现 DR 周边更广泛的病变；OCT 可以对 DME 进行诊断和监测；荧光血管造影可以用来评估新生血管的状态；超声检查是屈光介质混浊患者病情侦测唯一有效的方法。

22. 糖尿病不能预防，但 DR 是可以预防或减轻的

DR 是导致发达国家劳动力年龄人群视力丧失的主要原因之一，但 DR 是可以预防或减轻的。对于 1 型糖尿病患者，诊断糖尿病 5 年后 DR 的发病率为 25%，10 年后约 60%，15 年后

80%；2 型糖尿病患者，诊断糖尿病 5 年后使用胰岛素患者 DR 发病率 40%，未使用胰岛素患者 24%，19 年后分别为 84% 和 53%。研究发现，定期进行眼底检查和合理控制血糖可以预防 98% 的致盲性 DR。然而，由于医疗资源分布不均，患者健康意识薄弱，目前仅有约 50% ~ 60% 的糖尿病患者每年接受 DR 筛查。根据 2016 年 2 月，AAO 发布的糖尿病视网膜病变临床指南，1 型糖尿病患者应在诊断糖尿病 5 年后开始接受 DR 筛查，每年复查 1 次；2 型糖尿病患者应在诊断为糖尿病时就接受筛查，之后至少每年复查 1 次。妊娠期糖尿病患者在怀孕期间不需要接受眼科检查，妊娠期糖尿病不增加妊娠期间发生 DR 的风险，但已经确诊为糖尿病的患者怀孕之后需要在妊娠早期接受眼底检查。糖尿病患者眼底筛查一旦发现 DR 应进一步检查，确定是定期复查还是接受治疗。

此外，对于糖尿病患者，将血糖、血压、血脂控制在接近正常值水平可以预防 DR 的发生或减慢。其中，血糖控制是最重要的可调控因素，对于已存在 DR 的患者，血糖水平是预测 DR 发展到晚期的重要危险因素，HbA1c 的推荐控制目标为 7%。

23. 眼底照相技术是 DR 筛查的有力手段，超广角眼底照相可以发现 DR 周边血管异常

（1）眼底照相技术是 DR 筛查的有力手段

ETDRS 研究中使用的散瞳后标准 7 视野眼底立体像是目前

公认的 DR 诊断、分级的金标准。但此方法耗时长，患者配合度差，不适用于大规模 DR 筛查。理想的 DR 筛查方法要求检查敏感度和特异度应分别达到 80% 和 95% 以上，筛查失败率低于 5%。单视野眼底照相敏感度和特异度仅为 78% 和 86%，不能满足 DR 筛查的条件。2 视野眼底照相敏感度和特异度可达到 96% 和 89%，3 视野眼底照相敏感度和特异度可达到 92% 和 97%，可以达到 DR 筛查效力，与 7 视野眼底立体像相比，操作简单快捷，患者配合度好，是目前广泛应用的 DR 筛查方法。

散瞳后眼底照相大大提高了 DR 的检出率，其筛查不同分级 DR 的敏感度都可达到 80% 以上，筛查威胁视力 DR 的敏感度和特异度高达 97% 和 92%。因此，散瞳眼底照相是 DR 筛查的最准确方法。但散瞳比较耗时，且散瞳后存在青光眼大发作、视近模糊等风险，这限制了其在基层医疗机构，特别是没有眼科医生的医疗机构中的应用。高加索地区人种散瞳引发的急性闭角型青光眼大发作的发生率为 6/20 000，亚洲地区人种前房较欧美地区人种窄，发生率可能更高。因此免散瞳眼底照相是基层医疗机构应用的主要筛查手段。受到屈光介质混浊、小瞳孔等因素影响，17% ～ 20.4% 的免散瞳眼底照片图像质量不能达到阅片要求，特异度 78% ～ 98%，敏感度 86% ～ 90%，略低于散瞳眼底像。

在基层医疗机构，采集的非散瞳眼底照片可以通过远程医疗系统传给阅片中心，由眼底病专家进行阅片，对 DR 进行诊断、分级，这种方法敏感度达到 80% 以上，特异度 90% 以上，省去了患者和筛查者的时间，提高了边远地区糖尿病患者的筛查依从性，进而提高 DR 的检出率，是一种经济有效的筛查模式，同时也提高了其他眼底疾病的检出率。

无论哪种眼底图像采集方法，采集后都需要眼科医生进行阅片，对 DR 进行诊断和分级。一个经验丰富的阅片员诊断并分级 DR 需要花费 1 ~ 10 分钟，对于任何国家，这都是一笔巨大的劳动支出，且随着糖尿病患者的增加，此支出将继续增加。因此，很多研究者致力于 DR 自动识别软件的研发，目前已有大量软件上市，但部分仍处于研究阶段。目前市面上这些软件可以检测出是否有 DR，部分软件甚至可以将 DR 分级且软件判断是否有 DR 的敏感度很高，但 DR 分级的特异度、敏感度还有待验证。这些软件至少可以做到初步筛选出质量不合格和存在任何一种眼底病变的图像，由眼科医生对这些有问题的图像进一步判定。这种半自动的筛查方法经济有效，可以降低阅片员 30% ~ 40% 的工作量。

除了对 DR 进行筛查和分级，彩色眼底照相还能提供很多与 DR 预后相关的信息，如视网膜小动脉的直径与血糖和 HbA1c 水平呈正相关，而视网膜小静脉的直径与 DR 的严重程度正相关，是与 DR 预后相关的独立危险因素。但目前类似的研究相对较少，更多的眼底照片信息有待挖掘。

因此，散瞳或免散瞳 2 视野或 3 视野彩色眼底像是广泛应用的 DR 筛查方法，这种筛查方法也存在一定缺陷，如由于眼底像是二维图像，不能准确的诊断黄斑水肿，用眼底照片判断黄斑水肿时，黄斑区出现硬性渗出即认为出现黄斑水肿，这会造成很高的假阳性率。

（2）超广角眼底照相可以发现 DR 周边血管异常

普通彩色眼底照相一般只能覆盖后极 45°范围，这仅占到所有视网膜面积的 15%，即使是标准的 7 视野眼底立体像，也仅能覆盖 60°～ 70°的视网膜，无法观察到周边视网膜情况。然而 DR 所致的视网膜病变不但累及后极部视网膜，也累及周边视网膜，这促使了广角眼底成像系统的问世。目前临床中应用较多的广角眼底成像系统主要有以下 2 种：① Heidelberg Spectralis 非接触超广角眼底成像系统可以提供 120°的激光扫描眼底像；② Optos P200MA （optos plc，scotland，UK）激光扫描技术提供 200°的眼底照相（图 1）。

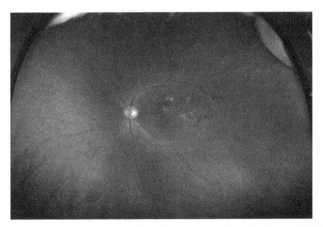

图 1 超广角眼底照相示 DR，眼底大量微血管瘤、出血点及硬性渗出（彩图见彩插 1）

这两个广角眼底成像系统各具特点，Optos 系统成像范围广，200°范围可以覆盖 82% 的视网膜，分辨率达 11 ～ 14μm，并且无须散瞳，简单易行，由于应用了激光扫描检眼底技术，超广角眼底照相受屈光介质混浊的影响比传统眼底相机小。特别是在鼻侧和颞侧，而 Heidelberg Spectralis 在上方和下方成像更全面，周边视网膜变形程度小。

超广角成像系统的应用使 DR 的诊治进入一个新时代。以 7 视野眼底像为标准，超广角眼底像诊断 DR 和 PDR 的敏感度分别为 99% 和 73%，特异度为 100% 和 99%。因为它可以发现更多的周边部病变，与传统 7 视野眼底像比较，Optomap 超广角眼底像在 19% 的 DR 患者诊断出更重的 DR 分级，并多发现 30% 的周边视网膜新生血管。Optomap 超广角 FA 还可以发现比 7 视野 FA 多 3.9 倍的无灌注区，1.9 倍的新生血管。7 视野 FA 未发现任何无灌注区或新生血管的患者中，10% 可以在超广角 FA 检查中发现病变。Optomap 超广角成像发现的周边部 DR 改变与患者预后密切相关，多数（50% 以上）DR 病变（如出血、微动脉瘤、静脉串珠样改变、IRMA、NVE）位于 ETDRS 7 视野以外的 DR 患者比多数（50% 以上）病变位于 7 视野以内的患者，4 年后进展为 PDR 的概率高 4.7 倍，而与基线 DR 分级和 HbA1c 以无关。超广角 FA 发现的周边视网膜缺血与黄斑水肿的发生呈显著相关性，有周边视网膜缺血的患者比没有周边视网膜缺血的患者发生黄斑水肿的概率高 3.75 倍，超广角造影发现的周边无灌注区面积或周边视网膜小血管渗漏都是发生黄斑水肿或新生血管的危险因素。超广角 FA 可以协助发现周边更大范围的无灌注区，超广角 FA 指导下进行目标视网膜光凝（targeted retinal laser photocoagulation，TRP）有望用更少的激光能量有效光凝无灌注区，使新生血管退化，减少 PRP 的不良反应，是一种很有潜力的 DR 治疗方法。

24. OCT 技术能较好地评估 DR 患者的黄斑情况，OCT 血管成像技术可有效评估黄斑水肿及新生血管状态

（1）OCT 技术能较好地评估 DR 患者的黄斑情况

OCT 是近 20 年来临床和科研中应用最广泛的眼科检查工具之一，为 DR 的诊治提供另外一个有用的检查手段。其超高的分辨率可以清晰地显示玻璃体视网膜界面形态、视网膜分层、鉴别视网膜内或视网膜下病变（如视网膜下积液或视网膜下出血）、视盘情况，特别是对于黄斑区病变的观察非常有用，可以诊断玻璃体黄斑牵拉，定量测量黄斑区容积、黄斑中心凹的厚度、黄斑区视网膜分层厚度。

OCT 对于 DR 的重大意义在于：明显改善了 DR，特别是 DME 的诊疗和预后。OCT 为眼科医生提供黄斑水肿时视网膜解剖结构变化，有助于判断黄斑水肿是否累及中心凹，精确测量黄斑中心凹的厚度。根据 DME 在 OCT 中的形态特征，将其分为 4

种类型：早期、单纯型、囊样型和浆液性黄斑脱离。而 FFA 又将 DME 分为局限型和弥漫型，在 OCT 图像中，弥漫型黄斑水肿液体积聚于内核层和外丛状层，而局限型黄斑水肿液体积聚于外丛状层和外核层，内核层很少受累。

OCT 对于黄斑水肿的重大意义在于：根据黄斑区的形态和厚度变化，判断 DME 对 anti-VEGF 药物的反应。而黄斑区解剖结构的恢复、OCT 测量黄斑中心凹的厚度、注药后黄斑中心凹厚度变薄程度与视力预后是密切相关的。

鉴于 OCT 的以上特征，目前其对 DME 的诊疗有着不可取代的作用，敏感度和特异度达到 78% 和 86%。随着 OCT 在临床中的应用越来越广泛，它已经越来越被公认为诊治 DME 的金标准。在传统 DR 筛查流程中加入 OCT 检查，提高诊断 DME 准确性的同时，也明显减少了彩色眼底照相诊断 DME 高假阳性率带来的后续的诊疗费用。

除了对黄斑水肿进行定量定性分析，OCT 对于 DR 的诊治还有其他的重要功能，如发现硬性渗出、黄斑前膜、纤维血管膜、PDR 导致的玻璃体黄斑粘连或牵拉、视网膜各层的连续性、视网膜萎缩等。OCT 可以判断 IS/OS 层和外界膜的完整性，这对判断患者视力预后有较大意义，并且决定了视网膜层间囊腔的大小。OCT 还可以观察视盘新生血管及其与视盘的解剖关系，IRMA 在 OCT 上表现为正常视网膜结构的局限性缺失，此外，OCT 还可以鉴别渗漏性的和非渗漏性的微血管瘤，预测黄斑水肿的发生，渗漏性的微血管瘤在 OCT 中的特征为囊样结构伴有高反射点状结构。

（2）OCT 血管成像技术可有效评估黄斑水肿及新生血管状态

OCT 血管成像（optical coherence tomography angiography，OCTA）是一种新型的快速的无创的三维血管成像技术，记录血管内红细胞的移动，通过一种去相干的技术得到血流成像，可以分层显示视网膜脉络膜血管结构和血流情况，定量测量黄斑区和视盘周围视网膜、脉络膜的血流密度。与传统 FFA 相比，OCTA 是无创的，避免了造影剂导致的可能并发症，更加快速（几秒钟内）获得成像结果，患者耐受度好，可重复性强，即使孕妇、肝肾功能损伤或对造影剂过敏的患者都可以安全应用。但是，也存在一些缺点，如无法显示异常血管的功能状态，由于扫描范围小，对黄斑和视盘病变扫描清晰，但对周边部病变显示不佳。

OCTA 可以显示 DR 患者的视网膜微血管异常。DR 的视网膜缺血区在 OCTA 上表现为黄斑中心凹无血管区（foveal avascular zone，FAZ）面积扩大，旁中心凹毛细血管间隙增大。DR 患者视网膜浅层和深层的 FAZ 面积显著增大，健康人 FAZ 面积为 $0.25mm^2$，有糖尿病无 DR 患者为 $0.37\ mm^2$，DR 患者为 $0.38\ mm^2$。随着缺血程度继续加重，OCTA 显示为黄斑拱环破坏、小静脉迂曲、毛细血管环等微血管异常改变。大多数在 FFA 上可以显现的微动脉瘤在 OCTA 上也可以显现，一些在 FFA 上显现不出的微血管瘤在 OCTA 上也可以显现。微动脉瘤在 FFA 中表现为小点状的强荧光，而 OCTA 中表现为毛细血管环或毛细血管的局部或节段性扩张。此外，OCTA 可以鉴别微血管瘤和 NV，可以精确定位微血管瘤在视网膜层间的位置，一些在 FA 上认为是微血管瘤造成的局部荧光渗漏在 OCTA 上显示为突破内界膜的新生血管芽。

DME 在 OCTA 上表现为黑色的低反射的边界光滑的囊样区域（图 2），在视网膜深层血管层尤为明显，这些区域内检测不到血流信号。周围常伴有视网膜浅层和深层微血管异常或阻塞。而硬性渗出在 OCTA 上表现为仅在外层视网膜可见的明亮的高反射信号，是一种无血流的去相干信号。这些信号由一些无血流的结构生成，可能是扫描时眼球发生了轻微的移动造成。

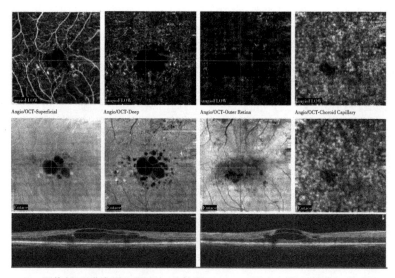

图 2 OCTA 图像视网膜浅层和深毛细血管层可见 FAZ 扩大，微血管瘤，黄斑区毛细血管闭塞、扩张，en face 图像中可见黄斑水肿的囊样区域（彩图见彩插 2）

OCTA 对视网膜 NV 的成像具有独特优势，FFA 成像中，由于严重的荧光渗漏，新生血管显示为团状强荧光，无法分辨新生血管的形态，而 OCTA 则可以清晰展示 NV 内异常血管网的形态结构，对于已经形成纤维组织的新生血管膜，OCTA 也可以分辨出其中的新生血管成分。

在 en face 模式中，可以显示 NV 与视网膜的分层位置关系，并且 OCTA 图像软件可以将内界膜上方的玻璃体腔区分为一层，不但可以显示视网膜内的 NV，也可以显示玻璃体腔内 NV 的状态。

OCTA 可以定量测量 NV 的面积、NV 内的血流指数，从而反映新生血管的活性。利用这一功能，可以动态地观察到 NV 在 anti-VEGF 治疗后血管面积、血流指数先降低后升高的病理过程，眼科医生可以据此判断新生血管对 anti-VEGF 药物或视网膜光凝治疗的反应，指导下一次治疗时机的选择。但是受其扫描范围的限制，OCTA 对于周边部新生血管的扫描有遗漏可能。

总之，OCTA 是一种很有前景的视网膜成像技术，对 DR 的筛查、诊断、检测、治疗都很有意义。

25. FFA 技术对于 DR 患者具有重要的临床价值

FFA 是根据荧光素钠染料在视网膜脉络膜血管系统内的显影对疾病进行诊断，是目前包括 DR 在内的多种眼底血管性疾病的诊断金标准。

FFA（图3）显示的 DR 病变有：点状强荧光的微动脉瘤（microaneurysm，MA）、片状弱荧光的无灌注区（areas of non-perfusion）、视网膜内微血管异常（intraretinal microvascular abnormalities，IRMA）、黄斑缺血导致的 FAZ 面积扩大、视网膜 NV 等。荧光素从血管内渗漏则表示血视网膜屏障的破坏，在 DME、PDR 形成的视网膜 NV 中可见，对荧光渗漏的观察是 FFA 较其他检查的优势。通过对荧光渗漏的观察，判断渗漏的来源，指导黄斑水肿的激光治疗，观察黄斑激光治疗以及 anti-VEGF 的疗效。超广角眼底照相对后极部200°范围的视网膜进行造影，这个范围比标准的 EDTRS 7 视野范围大很多，可以观察到更全面的视网膜病变特别是周边部。顽固性的 DME 与周边大范围的 NP 区有关，需要更多的激光治疗，可能与 NP 区导致 VEGF 释放增加有关。

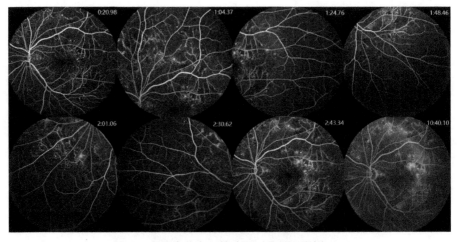

图3　DR 眼底荧光血管造影（彩图见彩插3）

FFA 最大的优势在于：它是所有 DR 检查中唯一能显示视网膜血流和血管通透性的检查，并能通过观察荧光渗漏和积存的情况动态反应血管功能。尽管 FFA 对于 DR 有着重要的诊断价值，但为有创检查，可能引起相关并发症，如一过性的皮肤巩膜黄染、恶心、呕吐、荨麻疹，甚至引起肾功能不全、过敏性休克等严重并发症，因此临床中应用不及眼底像、OCT 广泛。因此在进行 FFA 检查之前，眼科医生需仔细斟酌其提供的信息是否必需，其他无创检查是否能提供相同的信息。

26. 超声检查是屈光介质混浊患者病情评估的有效方法

彩色多普勒超声检查是一种诊断 DR 的工具，主要用于玻璃体积血或其他原因导致的屈光间质混浊、眼底检查无法透见玻璃体及视网膜的患者，为其临床诊治提供依据。眼 B 超（图 4）主要用于鉴别是否发生了视网膜脱离，也可以发现其他病理变化，如玻璃体积血、玻璃体后脱离（posterior vitreous detachment, PVD）、玻璃体视网膜牵拉等。

DR 的超声表现多样，诊断比较复杂，尤其在 PDR 引起的牵拉性视网膜脱离及新生血管膜的鉴别时更为困难，彩色多普勒超声和彩色多普勒血流显像对两者的鉴别有很大帮助。玻璃体中出现 PDR 增殖膜或新生血管膜在超声下均表现为厚度不均、连续性不佳或有分支的膜状强回声，膜状回声有时与视网膜出现点片

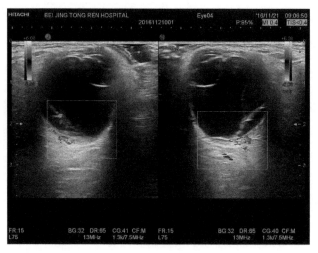

图 4　彩色多普勒超声检查示双眼玻璃体混浊，玻璃体腔可见条带状回声，其上探测到血流信号，血流信号与视网膜中央动、静脉相延续（彩图见彩插 4）

状的粘连，严重时机化膜牵拉视网膜形成牵拉性视网膜脱离，脱离范围广泛时则出现视网膜全脱离。如果没有合并视网膜脱离，则玻璃体腔中只可见膜样回声，没有异常血流信号；当合并牵拉性视网膜脱离时，在脱离的视网膜回声条带上可以探查到血流信号，且此血流信号与视网膜中央动、静脉相延续，血流频谱与视网膜中央动、静脉完全相同；当玻璃体纤维膜上有新生血管存在时，在检查中可能发现异常的血流信号，但是其血流信号不与视网膜中央动脉、静脉相延续，血流频谱与视网膜中央动脉、静脉不同。此外，PVD 对于 PDR 患者至关重要，因为玻璃体黄斑牵拉或玻璃体视盘牵拉都有可能对视网膜造成不可逆损伤。2 型糖尿病患者中 PVD 的发生率为 63%，高于正常人群，其中 77% 为不完全玻璃体后脱离（incomplete posterior vitreous detachment，

IPVD）。PVD 大多起始于血管弓外，在 NV 处有玻璃体视网膜粘连多以视盘为中心，沿视网膜血管弓分布，呈"桌面"状，NV 被收缩的玻璃体皮质向前牵拉，沿着脱离的玻璃体后界向玻璃体腔生长。此外，约 50% 的 PDR 患者发生玻璃体劈裂，发生玻璃体劈裂者均未见完全性玻璃体后脱离，是一种特殊类型的 IPVD。超声波影像中劈裂腔形成双层膜，纤维新生血管膜附着于后壁，劈裂腔中的积血形成血袋，内可见未凝固血。PVD 经常与严重的纤维血管增生有关，玻璃体视网膜牵拉导致新生血管生长和已有纤维膜增厚。IPVD 进展为威胁视力的 DR（严重的 NPDR、糖尿病黄斑病变、PDR）的概率是没有 IPVD 的 5 倍。这种玻璃体视网膜粘连可以造成切线方向和（或）前后方向的牵拉力，导致黄斑水肿、牵拉性视网膜脱落或玻璃体积血。因此，玻璃体后脱离的状态对于 DR 的预后很重要。了解玻璃体的形态特征，有助于辨别后部玻璃体腔的层次结构，认识玻璃体劈裂和玻璃体视网膜粘连的形态，减少术中医源孔的发生；术中仔细辨认，尽可能将玻璃体切除干净，可以减少术后新生血管再增殖、玻璃体再出血、术后增生性玻璃体视网膜病变和视网膜脱离的概率。

参考文献

1. Cole ED, Novais EA, Louzada RN, et al. Contemporary retinal imaging techniques in diabetic retinopathy: a review. Clin Exp Ophthalmol, 2016, 44 (4): 289-299.

2. Goh JK, Cheung CY, Sim SS, et al. Retinal Imaging Techniques for Diabetic Retinopathy Screening. J Diabetes Sci Technol, 2016, 10 (2): 282-294.

3. Ghasemi Falavarjani K, Wang K, Khadamy J, et al. Ultra-wide-field imaging in diabetic retinopathy: an overview. J Curr Ophthalmol, 2016, 28 (2): 57-60.

4. Liegl R, Liegl K, Ceklic L, et al. Nonmydriatic ultra-wide-field scanning laser ophthalmoscopy (Optomap) versus two-field fundus photography in diabetic retinopathy. Ophthalmologica, 2014, 231 (1): 31-36.

5. Oliver SC, Schwartz SD. Peripheral vessel leakage (PVL): a new angiographic finding in diabetic retinopathy identified with ultra wide-field fluorescein angiography. Semin Ophthalmol, 2010, 25 (1-2): 27-33.

6. Silva PS, Cavallerano JD, Haddad NM, et al. Peripheral Lesions Identified on Ultrawide Field Imaging Predict Increased Risk of Diabetic Retinopathy Progression over 4 Years. Ophthalmology, 2015, 122 (5): 949-956.

7. Virgili G, Menchini F, Casazza G, et al. Optical coherence tomography (OCT) for detection of macular oedema in patients with diabetic retinopathy. Cochrane Database Syst Rev, 2015, 1: CD008081.

8. Midena E, Bini S.Multimodal retinal imaging of diabetic macular edema: toward new paradigms of pathophysiology. Graefes Arch Clin Exp Ophthalmol, 2016, 254 (9): 1661-1668.

9. Stanga PE, Papayannis A, Tsamis E, et al. New Findings in Diabetic Maculopathy and Proliferative Disease by Swept-Source Optical Coherence Tomography Angiography. Dev Ophthalmol, 2016, 56: 113-121.

10. Lee J，Rosen R. Optical Coherence Tomography Angiography in Diabetes. Curr Diab Rep，2016，16（12）：123.

11. Ishibazawa A，Nagaoka T，Takahashi A，et al. Optical Coherence Tomography Angiography in Diabetic Retinopathy: A Prospective Pilot Study. Am J Ophthalmol，2015，160（1）：35-44.

12. Xu J，Xu L，Du KF，et al. Subfoveal choroidal thickness in diabetes and diabetic retinopathy. Ophthalmology，2013，120（10）：2023-2028.

13. 李逸丰，魏文斌．糖尿病黄斑水肿患者眼底自发荧光成像和频域 OCT 检测的相关性．国际眼科纵览，2012，36（5）：357-358.

14. 周丹，魏文斌．糖尿病黄斑水肿的相干光断层扫描图像分类及临床诊断意义．中华眼科杂志，2008，44（1）：86-88.

15. 魏文斌，何守志，翁乃清，等．玻璃体积血与玻璃体劈裂．眼科学报，2003，19：215-217.

16. 翁乃清，魏文斌，朱晓青，等．玻璃体积血的形态结构与玻璃体后脱离的图像特征．中华眼科杂志，2001，37（6）：425-427.

（延艳妮　整理）

多管齐下治疗糖尿病视网膜病变

视网膜的血管是人体唯一可在肉眼直视下观察到的血管，也是微循环的重要部位。DR 作为糖尿病严重的眼部并发症，根本原因在于眼部微循环的障碍，进而引起视网膜组织细胞微血管供血不足。对于糖尿病患者，在眼部未显示 DR 的临床表现时，其血液的流变学的各项指标很可能已经发生改变，血液高黏状态可导致血流的减慢，进一步阻碍微循环及促进微血栓的形成。其中 PDR 是导致糖尿病患者视力丧失的重要原因。PDR 的病理特征是视网膜新生血管、血管渗漏、出血和玻璃体视网膜界面纤维血管增生，导致玻璃体积血和视网膜脱离。当患者出现严重玻璃体积血、纤维增殖和牵拉性视网膜脱离（tractional retinal detachment，TRD）时需要通过玻璃体切除术（pars plana vitrectomy，PPV）联合全视网膜光凝（panretinal photocoagulation，PRP）等措施来清除玻璃体积血、解除牵拉、复位视网膜及抑制新生血管的形成，以达到眼部解剖结构的稳定。

PDR 的病理生理学基础是血管生成，促血管生成的细胞因子 VEGF 是参与 PDR 视网膜新生血管形成的主要因素。近年来，抗 VEGF 药物被广泛应用于 PDR 治疗中，可短期内快速改善 PDR 所致反复发生的新生血管渗漏，迅速消退虹膜和视网膜新生血管、减轻黄斑水肿、减轻玻璃体积血的程度。有研究表明，在 PDR 患者 PPV 手术患者联合应用 anti-VEGF 药物可减少术中和术后的并发症。其中，术后玻璃体积血（postoperative vitreous cavity haemorrhage，POVCH）是 PDR 施行 PPV 一种常见且严重的并发症。它延迟视功能的恢复并进一步增加治疗难度。VEGF 围手术期使用可明显降低术后玻璃体积血的发生率。

有一级证据显示，PDR 玻璃体切除术前注射 anti-VEGF，可减少手术时间、降低术后玻璃体积血和改善术后视力。二级证据显示，PDR 玻璃体切除术前注射 anti-VEGF，减少术中的器械交换、严重出血和裂孔发生。

此外，DME 在 DR 发生发展中的地位也越来越被关注，DME 是目前糖尿病患者视力损害的主要原因。DME 可发生在 DR 的任何阶段，且随着 DR 病情的加重其发生率也逐渐增加，在轻度 NPDR 中发生率＜ 10%，而严重 PDR 患者中 DME 的发生率达到 70%。DME 的发生发展是多因素参与的复杂的病理过程，具体机制尚不清楚，主要是血视网膜屏障的破坏使血管通透性增加而表现为黄斑区视网膜内和视网膜下液体积聚。

ETDRS 将有临床意义的黄斑水肿（clinically significant

macular edema, CSME) 定义为：距黄斑中央 500μm 及以内有视网膜增厚；距黄斑中央 500μm 及以内有硬性渗出，同时存在邻近视网膜增厚；一处或多处视网膜增厚的面积为 1 个或 > 1 个视盘面积，并且这种病变的任何部分距黄斑中心为 1 个视盘直径之内。对黄斑水肿也可根据是否累及黄斑中心进行分类，这是由于当黄斑中心被累及时视力丧失的风险和治疗的必要性都将显著增加。

目前对于 DR 的治疗方式主要有激光光凝治疗、玻璃体内注射 anti-VEGF 药物、玻璃体内注射皮质激素药物和玻璃体视网膜手术。

27. 激光视网膜光凝术是治疗 DR 的标准技术

FFA 指导下的激光视网膜光凝术是目前 DR 治疗的金标准。传统的眼底血管造影可能存在缺少远周边视网膜无灌注区的观察，目前广角镜头的 FFA 可有助于更全面、早期的观察 DR 的改变。目前激光视网膜光凝术的指征包括重度 NPDR、IV 期和 V 期的 PDR 和临床有意义的 DME。激光视网膜光凝术的具体方法包括全视网膜激光光凝（panretinal photocoagulation，PRP）、局部视网膜光凝和黄斑格栅样激光光凝。尽管激光视网膜光凝术有视野缩小及夜间视力、色觉和对比敏感度下降等不良反应，但仍然是 DR 的一线治疗方法，可使高危 DR 患者发生严重视力丧失的风险减少 50%，可使约 60% 的 PDR 患者在 3 个月内视网膜新生血管消退。

PRP 治疗一般分 3 ～ 4 次完成，每次间隔 1 ～ 2 周。视网膜光凝治疗的激光设置三要素包括：光斑面积、曝光时间和输出功率。其中光斑大小一般为后极部 300μm；赤道部和远周边部 400 ～ 500μm，光斑过小或过大均不利于疗效。曝光时间 0.1s（一般设置为 0.2 ～ 0.3s）。PRP 术中的输出功率应以视网膜Ⅲ级光斑为宜（Tso's 分级）来调整大小。

黄斑格栅样光凝的目的是使血管自身调节而收缩、视网膜外屏障功能恢复，减少持续性黄斑水肿导致的视功能损伤。采用Ⅰ级光斑，光斑直径为 100μm，曝光时间 0.07 ～ 0.10s。光凝范围应避开中心凹 500μm 的无血管区，向外达颞侧 PRP 时，激光光凝边缘和上下血管弓之间的区域。范围不够或中心留太大都不能取得好的治疗作用。对于 DME 激光光凝的治疗机制目前的观点认为：在局灶性黄斑水肿情况下的局灶性光凝治疗中，在黄斑区域周围直接微动脉瘤（microaneurysm，MA）光凝固减少了从微动脉瘤的渗漏，从而导致黄斑水肿的减少。但在黄斑栅格光凝中，还有其他可能的作用机制：包括氧气通过激光瘢痕弥散增加，从而减轻视网膜内部缺氧；自动调节性血管收缩的减少；异常渗漏面积减少；视网膜色素上皮（RPE）屏障的恢复。随着用于黄斑水肿的 anti-VEGF 治疗的出现，许多视网膜专家倾向于使用不太强烈的激光治疗；更大的光斑间距；直接针对微动脉瘤的激光光凝，并避免黄斑中心至少 500μm 的中心凹光凝。

DME 是糖尿病患者视力丢失的主要原因，黄斑格栅激光光凝治疗有临床意义的 DME，17.0% 的患眼视力提高。此外 DME 的治疗还包括糖皮质激素或 anti-VEGF 药物玻璃体腔注射，或联合黄斑光凝治疗，可有效减轻黄斑水肿，明显提高视力。

目前临床试验已经证明，玻璃体内注射 anti-VEGF 药物治疗在控制 DR 进展、治疗 PDR 方面的有效性，但玻璃体内注射 anti-VEGF 药物需多次、长期治疗，有眼内感染严重并发症的潜在风险，且其治疗的医疗费用高。

现阶段，PRP 仍然是 PDR 治疗的标准方法，玻璃体内 anti-VEGF 治疗在临床上不能完全替代 PRP 治疗 PDR。但 PRP 联合玻璃体内 anti-VEGF 注射治疗可改善 PDR，尤其是高危 PDR 的预后。

28. 玻璃体手术是治疗进行性 PDR 的有效途径

DR 是糖尿病严重的并发症之一。病程较长的糖尿病患者几乎都会出现不同程度的视网膜疾病。虽然糖尿病患者在发生血管病变之前就会出现神经知觉功能的缺陷，但目前认为最早可见的视网膜病变为微血管瘤和出血。血管的病变继续发展，继而出现视网膜毛细血管无灌注，导致出血点增加、静脉异常及视网膜内微血管异常。较晚期的改变则包括小动脉和小静脉闭锁、视盘、视网膜、虹膜及前房角的新生血管。

根据中华医学会眼底病学组的分期，一般将 DR 分为 NPDR

和 PDR，两者又各自分为 3 期，总共 6 期（详见前述）。2001 年美国眼科学会又提出了国际临床糖尿病视网膜病变严重程度分级（详见前述），该分级对 DR 的临床治疗具有指导意义。在 DR 病程中，血管壁通透性的增加导致了视网膜增厚水肿。视力下降的主要原因为黄斑水肿、黄斑部毛细血管无灌注、玻璃体积血、视网膜皱褶及牵拉性视网膜脱离。

目前认为，严重的 NPDR 及无明显玻璃体积血的 PDR 患者一般采用 PRP 治疗，某些严重的玻璃体或视网膜前出血的患者及其他部分患者，尽管接受了广泛的 PRP 治疗，但进行性活动性 PDR 仍然持续存在。对于上述高危 PDR 患者，行玻璃体手术和（或）联合玻璃体腔注射 anti-VEGF 药物是有效的治疗途径。

玻璃体手术通常适用于牵拉性黄斑脱离（特别是新近发生的）、牵拉性视网膜脱离、孔源性视网膜脱离及玻璃体积血阻碍进行 PRP 治疗的患者。若出现玻璃体积血合并虹膜红变也应考虑尽快施行玻璃体切除术，术中联合全视网膜光凝和（或）联合玻璃体腔注射 anti-VEGF 药物治疗。

对 PDR 患者进行玻璃体手术的目的为清除玻璃体的混浊和积血，为 PRP 创造条件；解除机化膜对视网膜组织的牵拉，使组织达到解剖复位、保存和提高视力。合并视网膜裂孔时，应采取适当的措施，封闭裂孔并处理其引起的视网膜脱离。

29. PDR 手术需要进行精准术前综合评估

PDR 手术前需要进行精准的术前评估。糖尿病视网膜病变玻璃体切除术研究评估了玻璃体切除术对于治疗极重度 PDR 的作用及价值。早期进行玻璃体手术可获益者包括：视力为 0.025 以下、严重玻璃体积血（以黄斑为中心三个视盘直径范围内黄斑部或主要的视网膜血管被出血遮蔽）致视力下降 1 个月以上、以前未接受过治疗或存在视网膜脱离或虹膜新生血管等并发症的患者。对于严重的玻璃体积血未满 1 个月的 1 型糖尿病患者，应早期进行玻璃体切除术；但 2 型糖尿病患者并未从早期手术中获得益处。总体来看，在术后 2 年，早期施行玻璃体切除术组中 25% 的患者和延期手术组中 15% 的患者的视力为 0.5 或以上。其中 1 型糖尿病患者早期手术组（36%）和延期手术组（12%）视力恢复差异显著；而 2 型糖尿病组则无明显统计学差异。

糖尿病视网膜病变玻璃体切除术研究结果显示，早期玻璃体切除术对视力 0.05 以上且合并下列情况的患者是有益的：①重度新生血管合并纤维增殖；②纤维增殖合并中度玻璃体积血；③中度新生血管、重度纤维增殖合并中度玻璃体积血。在上述患者中，44% 早期施行手术和 28% 观察组的患者视力在 4 年随诊为 0.5 或更好。

随着玻璃体视网膜手术技术的不断进展，糖尿病视网膜病变玻璃体切除术研究结论也应得到更新，如微创玻璃体切除技术的出现，重水及长效气体的使用，使手术效果进一步提高。因此，针对目前 2 型糖尿病患者也应早期进行玻璃体切除术，尤其是那些存在活跃的新生血管、因严重的玻璃体积血妨碍激光治疗的患者。

PDR 术前评估对于手术时机的选择至关重要。

（1）发生严重且不易吸收的玻璃体积血时，若为 1 型糖尿病患者，最好在 3 个月内积血不吸收就行玻璃体手术。但勿早于 1 个月，因为 1 个月内出血状态尚不稳定，玻璃体液化程度低，此时出血不易切净，且存在再次出血的可能；若为 2 型糖尿病患者则可待出血 3 ～ 6 个月不吸收再行手术，但应根据病情选择手术时机。

（2）发生牵拉性视网膜脱离合并视盘、黄斑牵拉时，由于纤维血管组织的收缩，可对视网膜产生前后及切线方向的牵拉力，引起牵拉性视网膜脱离。增生膜常位于视盘的鼻侧，视盘受牵拉后神经纤维变长，轴浆流下降。颞上下血管弓的增生膜可牵拉黄斑变形或移位，患者有视物变形，视力下降。视力 0.3 以下可以手术治疗。但若黄斑脱离 3 个月以上，即使手术复位，视力也难以恢复。

（3）发生致密的黄斑前出血时，若无完全的玻璃体后脱离，致密的黄斑前出血包裹在视网膜内界膜和玻璃体后皮质之间，长时间不能吸收，对视力影响极大，应早期行玻璃体视网膜手术。

（4）合并视网膜裂孔时，由于 PDR 患者裂孔通常较小，不易发现。故根据常见部位，应对增生膜底部、旁边以及后极部进行仔细检查。一般情况下，合并后极裂孔的牵拉性视网膜脱离由伞状变为球状。

（5）发生进行性纤维血管增生时，PDR 患者周边部的增生膜，即使行全视网膜光凝术后亦不能消退，还可能导致玻璃体积血。此时应行玻璃体手术，对改善视力预后有一定效果。

（6）发生持续不退的黄斑水肿或伴有脂质渗出时，也可行玻璃体手术解除黄斑区牵拉。

30. PDR 玻璃体手术难度大，剥膜需要技巧

PDR 的玻璃体通常成部分后脱离。由于新生血管和纤维组织增生沿后玻璃体表面生长，DR 的玻璃体后脱离发生早但进展缓慢，很少有形成完全的玻璃体后脱离，这也是 PDR 一个非常重要的特点，对手术有很大的指导意义。玻璃体部分后脱离的眼，玻璃体后界膜常很致密，常含有颗粒、褐色血块甚至新鲜出血。此外，在糖尿病眼中，玻璃体视网膜常粘连紧密。由于耗氧量增加，视网膜对缺血的反应导致新生血管。这些增生发生于视网膜表面，迂回在视网膜内表面和玻璃体后界膜之间。随后，纤维细胞聚集并增生。增生逐渐由血管性变为纤维血管性或纤维性。最后，增殖性纤维膜将视网膜与玻璃体后界膜连在一起，构成了视网膜与玻璃体之间不同强度的点状和片状粘连，并由于粘连的性质和时间的不同，而导致不同的并发症。

由此可知，PDR 玻璃体手术的难度大，在术式的选择和手术的操作上可以遵从以下技巧：①在术式选择上，一般采用平坦

部三通道闭合式玻璃体切除术，除非玻璃体增殖牵拉较重，一般不做巩膜环扎。外加压仅用于有视网膜裂孔或医源孔时。②术中是否注入惰性气体或硅油视情况而定。对于糖尿病合并白内障的患者，如晶体混浊程度不影响玻璃体手术的操作，则先行玻璃体手术。③术前或术中尽量完成 PRP。如必须行白内障手术，无论采取何种手术方式，需尽量保持后囊的完整性。目前倾向于超声乳化＋人工晶体植入术，联合玻璃体视网膜手术。④术中尽量减少后发障形成的危险因素，避免术前行 YAG 激光后囊打孔，减少新生血管性青光眼的发生。

PDR 患者存在下述特点，术中应加以关注：

（1）角膜更易水肿，如影响操作，可将角膜上皮刮除，但不宜过早刮除，因为刮除太早可能引起角膜基质水肿。

（2）瞳孔不易散大。因长期糖尿病导致瞳孔括约肌和开大肌或支配其神经受损所致。术中瞳孔缩小可采取以下方法纠正：①查看巩膜口是否过大，立即升高灌注压，维持眼压；②频点散瞳药或角膜缘结膜下注射少量肾上腺素，后者慎用于高血压患者；③前房注入黏弹剂，注意勿伤晶体。这 3 种方法中频点散瞳药简单易行，最常使用。

（3）术中易反复出血。在切割牵拉性视网膜新生血管、剥膜时均易损伤视网膜的血管，出现医源孔。此时，应提高眼内灌注压；可见明确出血点时，可电凝止血；用笛针或玻切头进行玻璃体腔置换；对视网膜前的出血，一定要用带软硅胶头的笛针吸取。当黄斑区有大量视网膜前出血时，其往往有机化膜包裹。此时，应刺破该膜，并将"血池"吸除干净。

（4）易出现医源孔。因玻璃体后脱离常不完全，纤维膜与视网膜组织粘连紧，视网膜组织萎缩变薄，机化膜组织与视网膜组织有时不易区分。为预防医源孔的出现，应先清除中轴部混浊的积血，然后切除周边部的混浊。此时，助手可以从巩膜外顶压，帮助术者尽量将周边部的玻璃体切除干净，切勿伤及顶起的视网膜。

对于 PDR 的患者行玻璃体切除术，要特别小心处理纤维增殖膜。增殖膜在视盘处粘连相对较松，而在上下血管弓处粘连较紧。处理纤维增殖膜时，先从膜粘连相对疏松处开始，仔细寻找膜组织与视网膜无粘连的"孔隙"，用玻切头将膜"咬断"，或用气动视网膜剪剪断增殖膜，使其成为一个个"孤岛"，然后用玻切头将"孤岛"缩小或全部"吃掉"，注意要用高速玻切头（> 12 000 次/分），负压吸引要小。对于血管成分丰富的纤维增殖膜，建议术前行 anti-VEGF 治疗，1 ～ 2 周后再行玻璃体视网膜手术，可以减少剥膜时出血的风险。对于增殖膜，不必强求处理干净，只要达到去除遮挡、解除对视网膜的牵拉即可。处理裂孔应解除裂孔周围所有牵拉，孔周围网膜不能展平时，可以做局部的视网膜切开。对于裂孔，特别是医源性裂孔要及时处理，因为一旦出现裂孔，视网膜将很快脱离，最好在脱离前尽量行全视网膜光凝。其中医源孔最常出现的部位为锯齿缘和机化膜组织分离处。

31. 微创时代的 PDR 玻璃体手术

传统的玻璃体手术需要剪开结膜，并且在巩膜缝合灌注套管。由于 20G 手术器械直径约 0.89mm，手术器械直接通过巩膜穿刺多次进入眼内，对组织的破坏和刺激较大。且术后需要对巩膜和结膜进行缝合，患者常主观感觉不适。因此，传统的玻璃体手术存在手术创伤大、手术步骤多、手术并发症多、患者恢复慢等缺点。

微创玻璃体手术，即采用更小规格的玻璃体切除系统，更为精细的手术器械，缩小手术切口免于缝合，达到侵入小，手术创伤小，恢复快的微创效果。近年来，微创玻璃体手术的应用越来越普及。距美国玻璃体视网膜医生协会统计有 31% 的玻璃体手术采取了微创玻璃体手术。目前在国内较为普及的微切口玻璃体手术包括 23G（手术切口直径约为 0.6mm）和 25G（手术切口直径约 0.5mm），国内外部分医院也已开展 27G（手术切口 0.4mm）的玻璃体视网膜手术。

由于微创玻璃体手术器械种类较少且纤细易损，一般更适合不太复杂的玻璃体视网膜手术，如黄斑前膜、黄斑裂孔、玻璃体黄斑牵拉综合征、各种原因引起的玻璃体混浊、孔源性视网膜脱离、早产儿视网膜病变等。

微创玻璃体切除手术没有绝对禁忌证，但下述情况不宜行微创玻璃体视网膜手术：较为复杂的眼底病变，如眼外伤、复杂视网膜脱离、增生性玻璃体视网膜病变等；高度近视巩膜壁薄、二次手术有巩膜瘢痕、巩膜软化的患者；涉及硅油眼的复杂性手术。

对于 PDR 的患者目前多进行 23G 手术系统下的玻璃体视网膜手术。由于 23G 手术器械较 20G 尺寸更小，对眼内组织扰动也更小；优化后的微切口玻切头开口与顶端更近，更适合贴近视网膜的精细操作，便于切除纤维血管增殖膜并减少医源性裂孔的形成。故对于 PDRIV- V 期和 PDRIV- VI 期（部分）的 DR，可首选微创玻璃体手术。

对于增殖严重的 PDR 应综合考虑。由于微创玻切头较细，玻璃体切除效率较常规手术低。有研究指出随着手术器械及切口直径的减小，玻璃体手术灌注和切除效率显著降低，如 27G 玻璃体手术灌注和切除效率分别为 25G 手术器械的 62% 和 80%。在切除浓厚的积血和增殖膜时的流速较慢，玻切头容易发生堵塞，行二期硅油取出时也较为困难。此外，微创玻璃体手术器械，特别是 23G 以上的器械较柔软，在切除周边部玻璃体、行上方周边视网膜光凝操作时容易弯折，影响手术效果。但由于 25G 手术器械较 23G 纤细，在解除网膜牵拉时更易伸入增殖膜缝隙，从而增加剥膜的效率。故在选择手术系统时，应根据术者习惯及患者具体情况综合考量。

与传统手术相似，微创操作的 PDR 玻璃体手术也会出现术后并发症，应在术前就加以了解并熟识处理方法。

（1）发生玻璃体再次出血。此情况多发生在术后 1 ～ 2 天。如果有眼压升高、视网膜脱离等并发症，不必马上处理，因为玻璃体切除术后出血较易吸收。术中行玻璃体腔注射 anti-VEGF 药物，可以减少术后玻璃体再出血的概率。

（2）原有白内障加重。约 90% 的患者术后有晶状体后囊不同程度的混浊，注入硅油的患者晶状体核常呈棕色。若后囊混浊程度较轻，对视力影响不大，可暂时观察。若混浊严重阻挡光线通过，在视网膜复位的情况下，可采用 YAG 激光打孔术进行治疗。

（3）眼压升高。术后轻度眼压升高可能与手术后的炎症反应有关，可抗生素联合应用 1 ～ 2 种降眼压药物点眼。中度升高，> 40mmHg 且药物治疗无效的患者，应考虑手术，如硅油或气体填充过量引起，可放出少量的硅油或气体。术中术后有玻璃体积血者，应考虑有血影细胞性青光眼可能，前房穿刺行血影细胞检查有助诊断，穿刺口间断放房水是有效的治疗手段。

（4）角膜上皮缺损或延迟愈合。晚期可能发生角膜变性，可用促角膜上皮修复的药物，症状重的患者，可配戴角膜绷带镜。

（5）新生血管性青光眼。手术本身，特别是晶状体手术后囊破损，可刺激虹膜新生血管性青光眼，尽量行全视网膜光凝或冷凝。玻璃体或前房注射 anti-VEGF 药物也可达到较好地清除虹膜新生血管的效果。

综上所述，对于 PDR 患者的玻璃体视网膜手术，建议首选

23G 手术系统，可兼顾微创手术创伤小、效率高、更安全、愈合快的优点，并能最大限度地避免微创器械纤细所带来的灌注及切除效率降低的缺点。

32. 改善微循环的口服药对 DR 的治疗起辅助作用

消除及抑制眼部新生血管的产生，是目前眼科主要治疗 DR 的方式，但对于糖尿病所造成的微循环供血问题，眼科并无有效的治疗手段。所以，在控制血糖、治疗眼部症状为主的前提下，改善微循环、增加眼部的供血，在 DR 的预防及治疗上也起到一定的辅助作用。目前在临床上常用的改善微循环的口服药物主要包括几类：

抗凝血药物：如华法林、希美加群等。这些抗凝药能降低微循环障凝血因子的消耗、终止凝血过程的启动，进而防止在微循环中微血栓的形成。

血管保护药物：如羟苯磺酸钙、递法明等。羟苯磺酸钙具有降低微血管壁通透性、促进淋巴循环、降低血浆黏度、降低血小板的高聚性、预防血栓形成、提高红细胞柔韧性的作用；抑制血管活性物质引起的血管高通透性，减少细胞内山梨醇含量，进而减少山梨醇对血管内皮的损伤，起到保护血管的作用。递法明的主要成分为天然视紫质（rhodopsin）和类黄酮（flavonoid），具有抗炎、抗渗出、抗出血的作用，可以维护血管正常通透性，抑制自由基对毛细血管的损伤。

抗血小板凝集药物：如阿司匹林、氯吡格雷等。阿司匹林主要通过抑制环氧化酶的活性，最终阻断血栓素 A2 的产生。氯吡格雷可抑制 ADP 对腺苷酸环化酶的抑制作用，从而抑制纤维蛋白原受体活化从而抑制血小板聚集。

血管扩张药物：如尼莫地平、氨力农等。尼莫地平为钙离子通道阻滞药物，可特异性的结合于脑血管平滑肌细胞受体，减少钙离子内流，扩张脑微血管，改善脑血流灌注。

抗胆碱能药物：如东莨菪碱等。东莨菪碱具有解除平滑肌痉挛，扩张毛细血管，降低血液黏稠度，改善微循环的作用。

中药制剂：复方丹参滴丸等，具有改善心肌微循环，缓解心肌缺血的作用，此外，还能激活纤维酶原，促进纤维蛋白转化为裂解产物，产生纤溶作用，从而促进血栓溶解。

上述药物对改善微循环具有一定的功效，可作为 DR 辅助的治疗，但对于重度 DR 患者，视网膜光凝仍是主要的治疗手段。糖尿病患者在治疗 DR 的同时，尚需在内分泌科医生指导下合理控制血糖并应用改善微循环的药物，从而达到综合且全面的治疗效果。

33. anti-VEGF 药物的合理应用对 DR 的控制至关重要

眼内病理性释放 VEGF 是造成 DR 及 DME 的主要因素之一。

眼内细胞在缺氧状态下，便会释放 VEGF。VEGF 是一种促细胞有丝分裂的因子，其水平在 PDR 患者的眼内显著增高。为了缓解视网膜细胞的缺氧状态，VEGF 介导了血管发生及生长的过程，在 DR 或 DME 时，VEGF 的释放并非有益过程，而是导致了病理性的血管生成，其血管分布及管壁结构异常容易渗漏，最终导致视网膜内的液体积存。对于 DME 而言，血管的渗漏是重要的危险因素，对 DME 进展风险的预测价值比视网膜血管直径及视网膜厚度更大。

自 2004 年后，美国 FDA 批准 anti-VEGF 药物用于临床治疗 DR，包括贝伐单抗、雷珠单抗及阿柏西普。根据数个多中心大样本三期药物临床试验的结果显示，玻璃体腔注射雷珠单抗 0.5mg，可使 DR、DME 的患者的视力显著提高，并且对于控制 PDR 的效果不亚于全视网膜光凝。与单纯使用视网膜光凝治疗的患者相比，使用 anti-VEGF 或激光联合 anti-VEGF 治疗，能更好地控制 DR 的发展。

玻璃体内注射 anti-VEGF 药物可造成局部不良反应，主要包括感染性眼内炎和牵拉性视网膜脱离。注射每针发生眼内炎的风险为 0.05% ～ 1.2%。严重 PDR 患者，注射 anti-VEGF 药物可引起纤维组织收缩而导致牵拉性视网膜脱离和玻璃体积血。82% 的牵拉性视网膜脱离出现在注射后 5 天内，已有的牵拉性视网膜脱离注射后 2 ～ 30 天内出现进展。一项回顾性的多中心病例对照研究显示，PDR 患者玻璃体注贝伐单抗后发生牵拉性视网膜脱离的危险因素包括（证据三级）：①诊断糖尿病＞15 年；②控制不佳的糖尿病患者；③玻璃体积血；④不能行 PRP 的 PDR 患者的注药时间与 PPV 手术时间超过 13 天；⑤注射高剂量（2.5mg）的贝伐单抗。

对于眼内注射 anti-VEGF 药物，使用开睑器及聚维酮碘消毒液即可，新版的美国眼科治疗指南并不建议在治疗前后常规使用抗生素眼药水预防感染，但为了减低眼内炎的发生，目前国内对于眼内注药仍常规使用抗生素眼药水。虽然目前有研究认为 anti-VEGF 可作为 PRP 治疗的替代方案，但大多数学者认为 PRP 仍为首选治疗方案。对于依从性好、可规律复诊的患者，anti-VEGF 治疗的替代方案可予以考虑。

目前，许多临床中心及临床试验将 anti-VEGF 联合眼底光凝治疗，作为控制 DR 的首选方案。对于 PDR 的患者，术前使用 anti-VEGF 治疗控制眼内 VEGF 的含量，以减少术中因异常新生血管导致的出血，从而提高手术效果。术中联合 anti-VEGF 药物治疗，也能进一步降低术后眼内可能产生的 VEGF。对于已经进展至新生血管性青光眼或高危 PDR 的患者，除 PRP 外，眼科医生必须考虑到联合 anti-VEGF 药物的使用。目前，anti-VEGF 治疗已经成为治疗 DR 不可或缺的药物，小分子 VEGF 抑制剂的研发可能会成为药物治疗发展的新方向。

34. anti-VEGF 药物可有效治疗 DR 所致的虹膜新生血管

虹膜新生血管多继发于视网膜缺血性疾病，DR 患者（尤其是 PDR 患者），由于眼底微循环的损害，视网膜上高度耗氧的视细胞及 RPE 细胞得不到足够的血供，进而大量分泌 VEGF，造成视网膜新生血管的产生。眼内大量的 VEGF 随着房水循环流入前房后也导致了虹膜、房角及结缔组织新生血管的生成，随后进一步导致周边虹膜的粘连，并以新生血管性青光眼（NVG）告终。

研究认为，anti-VEGF 药物治疗可直接降低眼内 VEGF 的含量，使视网膜、房角及虹膜上的新生血管减退，用以防止在虹膜红变中不可逆的房角粘连及关闭。由于 DR 所产生的 VEGF 主要来自于眼底，有效降眼内 VEGF 含量，对于虹膜新生血管的控制至关重要。研究显示，对于已发生 NVG 的患者，anti-VEGF 药物可作为小梁切除术的辅助手段，认为术前使用 anti-VEGF 药物可提高小梁切除术的成功率、降低术中的并发症，但不论是使用贝伐单抗还是雷珠单抗，其远期效果尚需大样本的临床试验支持。

有研究对 NVG 的患者经前房注射贝伐单抗，发现 1 周内眼压下降，效果约持续 3 周左右。对 NVG 青光眼阀植入术前使用贝伐单抗前房注药 0.5mg，并对虹膜新生血管进行分级研究，发现术后 1 周内虹膜新生血管明显退行，术后 3 个月可见少量新生血管，到术后 6 个月可见新生血管的复发。因此，术前行前房注射贝伐单抗治疗虹膜新生血管在短期内效果显著。

对于 DR 所致的虹膜新生血管，甚至已进展至 NVG 的患者，除尽快完成全视网膜光凝的治疗外，联合前房或玻璃体腔 anti-VEGF 治疗已被广泛使用，anti-VEGF 药物能有效降低眼后段及前房内 VEGF 的含量，进而减少新生血管持续形成的机会，从而将眼内压控制在正常范围内，为进一步行玻璃体手术或完成全视网膜光凝治疗创造有利的条件及机会。

35. anti-VEGF 药物辅助的玻璃体手术

对于玻璃体积血、新生血管增殖膜形成甚至已经造成视网膜脱离的 PDR 患者而言，尽快进行玻璃体手术是治疗 DR 的首要任务。但玻璃体腔内高含量的 VEGF 及遍布的新生血管，加大了玻璃体手术的难度。这些新生血管由于结构不完整极易破裂，术中可能稍被牵拉就造成出血。临床研究显示，相较于玻璃体切除术前未行 anti-VEGF 治疗的 PDR 牵拉性视网膜脱离患者，术前行玻璃体腔内 anti-VEGF 治疗的患者，术中出血、医源性视网膜裂孔及玻璃体腔内使用硅油填充的机会显著降低。术前使用 anti-VEGF 药物能减少术中出血风险，使视野清晰，并且降低玻璃体手术的难度，但对于预防术后出血的作用并不明显。

另外，有研究观察玻璃体术中注射 anti-VEGF 药物对于术后并发症的影响，发现注药组术后 1 个月内发生玻璃体积血的概率显著降低，而玻璃体积血吸收的时间也明显较短。因此，对于有活跃新生血管膜的患者建议术前使用 anti-VEGF 药物，而对于新生血管膜已退行或纤维增殖为主的患者，可术中 anti-VEGF 治疗，以缩短术后玻璃体积血吸收的时间。

有学者采集了玻璃体腔注射 anti-VEGF 治疗后患眼内的纤维血管增殖膜进行病理研究，证实 anti-VEGF 药物对 PDR 新生血管有抑制作用。同时有研究发现，anti-VEGF 药物可使不成熟的血管内皮细胞凋亡、退行，并且促进生长血管的正常化及成熟化。

对于术前 anti-VEGF 治疗的时机选择尚无定论。目前认为，玻璃体手术前 3 ～ 7 天是 anti-VEGF 药物注射的最佳时机。如注药与手术时间间隔过短，anti-VEGF 药物可能尚未起到使新生血管退行的作用；注药与手术时间间隔过长，由于注药后纤维膜血管膜收缩，可能会加重牵拉性视网膜脱离的风险。

目前，使用 anti-VEGF 治疗辅助玻璃体手术治疗 PDR 已被眼底病医生广泛接受并使用。但由于 anti-VEGF 药物的种类不同，观察指标各异，尚需大量本的临床试验为术前注药的时机提供更详细且精确的参考依据。

36. DR 分子药物治疗是未来发展的方向

随着医药科技的进步，药物治疗必然向高疗效、低不良反应的方向前进。分子药物具有与特定受体结合的"靶向性"，其较高的专一性，减少激活非治疗目标受体的机会，从而减少可能的不良反应。针对某些细胞的表面上的结合位点，设计具有针对性的药物，如对于抗 DR 中新生血管的治疗，可以设计更具体专一性的 anti-VEGF 药物，在降低甚至不干扰正常生理 VEGF 水平作用的情况下，抑制病理性 VEGF 的分泌。

研究认为，因 DR 会产生氧化应激反应，使得视网膜血管通透性增高，诱发细胞凋亡，其中细胞因子释放增加激活了 iNOS，使 NO 含量升高，刺激环氧化酶 2（COX-2）酶的活性，导致前列腺素 E2（PGE2）等炎症物质异常表达，白细胞黏附性升高、血管的通透性增加，细胞凋亡，新生血管发生，进一步加重了视网膜炎症反应。对于 DR 早期的炎症反应，设计出针对特定炎症细胞因子的抑制剂，从而减少炎症在 DR 及 DME 早期发展中的作用。分子靶向药物是未来医学的目标，这有赖于对疾病机制的研究及对疾病分子层面病因学的彻底了解。

37. DME 的个性化治疗

DME 是以液体及血液中成分的聚积，造成黄斑形态增厚及视力下降为特点的临床表现，也是造成 DR 患者中视力下降的主要原因之一，对比 NPDR，PDR 的患者 DME 更为常见。研究显示，DME 的减轻与视力的提高成正相关。所以，有效控制 DME 可以最直接的提高 DR 患者的视力。目前对于 DME 治疗的研究主要有几大方向：抑制新生血管 –anti-VEGF 治疗；抑制炎症反应 – 皮质醇、非甾体抗炎、免疫抑制治疗；改善血流动力学 – 激肽释放酶血管舒缓素、血管紧张素转化酶。临床上对于 DME

的治疗，除了传统的激光光凝外，anti-VEGF 药物的眼内治疗，已成为了必不可少的治疗环节。

（1）激光光凝治疗黄斑水肿的经典治疗方法是激光治疗。在极少数情况下，激光光凝治疗会导致视网膜下纤维化和脉络膜新生血管，导致永久性的中心视觉丧失。除了脉络膜新生血管以外，视网膜纤维化最重要的相关因素包括激光治疗前严重的硬性渗出和高血脂。

（2）玻璃体内注射 anti-VEGF 药物最新研究证实，anti-VEGF 药物是累及中心黄斑水肿的首选治疗方式，可联合同时或延后的局部激光治疗。目前仍没有结论支持 anti-VEGF 药物可完全取代激光来治疗糖尿病。

（3）玻璃体内注射糖皮质激素类药物地塞米松缓释剂（DDS，Ozurdex®，Allergan，美国）和 fluocinolone acetonide insert（ILUVIEN®，Alimera Sciences，美国）都被批准用于治疗 DME。但是，目前这些药物还没有直接与 anti-VEGF 类药物进行前瞻性、随机、多中心临床试验。有研究表明，连续玻璃体内注射糖皮质激素治疗导致白内障的加快，发生率增高（91%）和眼内压升高（> 30%）。因此，玻璃体内注射糖皮质激素可作为二线治疗方式，而通常不作为第一线疗法。

（4）微脉冲激光低能量的激光作用在感光细胞和视网膜色素上皮表层，不造成永久性损伤。与标准光凝不同，同一区域可以重复激光治疗。微脉冲激光可以改善黄斑水肿和视力，但还缺乏与标准激光光凝和 anti-VEGF 治疗组的多中心的随机对照试验证据。

（5）玻璃体视网膜手术当存在严重的黄斑部牵拉时，经平坦部的玻璃体手术能够帮助部分对激光光凝和 anti-VEGF 治疗无效的患者提高视力。然而，其效果难以通过 RCT 实现评估，因此对其疗效的评价差异很大。只能作为临床治疗的一种补充手段。

不同阶段的 DME 治疗的方式也不尽相同。对于正常及轻度 PDR 的患者，应每年复诊，根据研究，有 5% ～ 10% 的患者在 1 年内会进展到 DR，而具有 DR 的患者会有同样比例的加重。光凝、眼底照相及荧光造影的检查，在此时期并非必要的检查。当疾病进展至轻度及中度 NPDR 不伴有 DME 的程度时（即在眼底检查时可见微动脉瘤、少量出血及硬性渗出时，）建议患者必须在 6 ～ 12 个月内复诊，因为此时期常可发现疾病的进展。研究显示，约有 16% 的 1 型糖尿病伴有轻度 DR 的患者，在 4 年内进展至 PDR。在此时期彩色眼底照相及黄斑 OCT 检查可给予病情基础情况的判断。对于轻度 NPDR 的患者，4 年内发生 DME 的概率为 12%；对于中度 NPDR 的患者，不论 1 型糖尿病还是 2 型糖尿病，其危险性增高至 23%。有非临床意义的 DME 应在 3 ～ 4 个月内复诊，因其极有可能发展成黄斑水肿。

对于轻度至中度 NPDR、黄斑水肿的患者，建议每月复诊，必要时可行局灶性光凝及 anti-VEGF 治疗。传统对于有黄斑水肿应当予以光凝治疗，但目前的研究显示 anti-VEGF 治疗对于中心凹受累的黄斑水肿比单独使用光凝治疗效果更好。在 DME 未累及黄斑中心并且视力良好的患者，密切的随访也是可行的选择。对于重度 NPDR 或非高危 PDR 的患者，全视网膜光凝被认为是首选的治疗方式，如伴随黄斑水肿则可考虑联合黄斑局灶或格栅光凝及 anti-VEGF 治疗。对于高危 PDR 的患者，除建议完成全视网膜光凝外，常联合 anti-VEGF 治疗及黄斑局灶或格栅光凝。

虽然同是 DME，但其形成原因复杂，并非以单一治疗方案，就能完全解决患者的症状。根据上述 DME 可能形成的机制应用药物，还必须结合患者全身情况，个性化考量，辅以全身用药，综合考量糖尿病患者可能合并的疾病，以达到治疗 DR 及 DME 效果的最大化及药物不良反应最小化的目的。

参考文献

1.Simó R, Sundstrom JM, Antonetti DA. Ocular Anti-VEGF therapy for diabetic retinopathy: the role of VEGF in the pathogenesis of diabetic retinopathy. Diabetes Care, 2014, 37 (4)：893-899.

2. Osaadon P, Fagan XJ, Lifshitz T. A review of anti-VEGF agents for proliferative diabetic retinopathy. Eye (Lond), 2014, 28 (5)：510-520.

3. Silva PS, Sun JK, Aiello LP. Role of steroids in the management of diabetic macular edema and proliferative diabetic retinopathy. Semin Ophthalmol, 2009, 24 (2)：93-99.

4. Stefanini FR, Badaró E, Falabella P, et al. Anti-VEGF for the management of

diabetic macular edema. J Immunol Res，2014，2014：632307.

5. Writing Committee for the Diabetic Retinopathy Clinical Research Network，Gross JG，Glassman AR，et al. Panretinal Photocoagulation vs Intravitreous Ranibizumab for Proliferative Diabetic Retinopathy: A Randomized Clinical Trial. JAMA，2015，314（20）：2137-2146.

6. 魏文斌，施玉英 . 眼科手术操作与技巧 . 2 版 . 北京：人民卫生出版社，2016，6（2）：220-230.

7. 魏文斌 . 同仁玻璃体视网膜手术手册 . 2 版 . 北京：人民卫生出版社，2014，17（2）：250-252.

8. 杨金奎，袁申元，冯鲁中，等 . 羟苯磺酸钙对血液流变及血栓形成作用的实验研究 . 中国微循环，2003，7（1）：20-23.

9. Park SC，Su D，Tello C. Anti-VEGF therapy for the treatment of glaucoma：a focus on ranibizumab and bevacizumab. Expert Opin Biol Ther，2012，12（12）：1641-1647.

10. Wittström E，Holmberg H，Hvarfner C，et al. Clinical and electrophysiologic outcome in patients with neovascular glaucoma treated with and without bevacizumab. Eur J Ophthalmol，2012，22（4）：563-574.

11. Sun Y，Liang Y，Zhou P，et al. Anti-VEGF treatment is the key strategy for neovascular glaucoma management in the short term. BMC Ophthalmol，2016，16（1）：150.

12. Uzel MM，Citirik M，Ilhan C，et al. The Effect of Bevacizumab Pretreatment on the Choice of Endotamponade in Diabetic Tractional Retinal Detachment. Ophthalmic

Surg Lasers Imaging Retina，2016，47（10）：924-929.

13. Han XX，Guo CM，Li Y，et al. Effects of bevacizumab on the neovascular membrane of proliferative diabetic retinopathy：reduction of endothelial cells and expressions of VEGF and HIF-1α. Mol Vis，2012，18：1-9.

14. 杨琼，魏文斌 . 玻璃体手术治疗严重增生性糖尿病视网膜病变合并视网膜脱离的效果 . 眼科，2011，20（2）：106-108.

15. 杨琼，魏文斌 . 增生性糖尿病视网膜病变单纯合并玻璃体积血的玻璃体手术时机及疗效 . 眼科新进展，2010，30（8）：748-750.

16. 赵鹏飞，魏文斌，杨文利 . 增殖性糖尿病视网膜病变玻璃体手术后再出血原因分析 . 眼科，2004，13（1）：12-14.

17. 延艳妮，魏文斌，周金琼 . 增生性糖尿病视网膜病变围手术期抗 VEGF 药物使用时机的选择 . 国际眼科纵览，2015，39（5）：333-336.

（邵 蕾 杨 艳 曾司彦 整理）

糖尿病视网膜病变治疗的困惑

糖尿病视网膜病变是最常见的糖尿病微血管病变，可引起严重的视功能损害，并且其发病率呈逐年升高的趋势。近年来，除了全视网膜光凝、黄斑格栅样光凝等较为传统的治疗方法，玻璃体腔内注射 anti-VEGF 药物也被广泛应用于糖尿病视网膜病变的治疗中。但何时为激光光凝的最佳时机、如何权衡治疗利弊制定最优的治疗方案、新治疗方法可否替代传统治疗等问题也一直存在争议。

38. 全视网膜光凝时机的选择尚无定论

全视网膜光凝（pan-retinal laser photocoagulation，PRP）治疗糖尿病视网膜病变的机制是封闭周边视网膜的缺血缺氧区域，从而消除视网膜缺血引起的视网膜新生血管，降低玻璃体内 VEGF 水平。PDR 的治疗金标准为 PRP，但目前 PRP 治疗时机的选择尚无定论。

目前一般认为当出现以下体征时，要尽快进行 PRP 治疗：①存在新生血管和视网膜前出血或玻璃体积血；②视盘上或盘周一个视盘直径上存在新生血管；③新生血管面积 ≥ 1/4 ～ 1/3 个视盘直径，存在或不存在视网膜前或玻璃体腔积血。

对于重度 NPDR 的患者，建议进行严密监测，通常每 6 个月随访 1 次，监测是否进展成为 PDR。当发生下述 4 种情况是，可以考虑给重度 NPDR 的患者进行 PRP 治疗：①高龄的 2 型糖尿病患者；②患者依从性差或检查视网膜困难造成 DR 随访不便；③白内障手术之前，这可能与疾病进展有关；④当另外一只眼出现视力下降时，如果发现 PDR，需要立刻进行 PRP 治疗。

目前，大部分临床医生在 PDR 诊断后尽快进行 PRP 治疗，临床观察也发现早期 PRP 疗效更好。两个经典的随机对照研究：糖尿病视网膜研究（diabetic retinopathy study，DRS）和 ETDRS 结果也证实了这一观点。

(1) DRS 显示对 PDR 及有严重视力丧失（间隔 4 个月的连续 2 次随访视力 < 5/200）高风险的患眼进行 PRP 治疗利大于弊，并且推荐发现上述患者要尽快治疗。然而，DRS 研究只比较了迅速的治疗和不治疗患者的预后，而未比较早期治疗和延迟治疗对于 DR 患者预后的影响。

(2) ETDRS 从 1980—1985 年，纳入 3711 位中度至重度 NPDR 或早期 PDR 的患者，随访 5 年，观察早期 PRP 和延迟 PRP 治疗的视力预后差别。研究显示，与延迟光凝相比，早期光凝治疗可以将发生严重视力丧失的风险降低 23%。相比延迟光凝治疗的患者，早期 PRP 可以降低所有 DR 进展成为高危 PDR的风险，风险降低率为 25% ～ 50%。ETDRS 的结果提示对重度NPDR 和早期 PDR 的患者进行早期光凝治疗能够更有效地减少视功能损害，但是 ETDRS 并没有将重度 NPDR 和早期 PDR 的区分开，因此早期光凝治疗重度 NPDR 的效果仍有待观察。

然而，早期视网膜光凝也可能存在一些危害。在早期视网膜光凝治疗的患者中，中等程度的视力下降多发生在治疗后 6 周，延迟光凝的患者中该不良反应常出现在治疗 4 个月后。此外，研究还发现，PRP 还可能引起视野缩窄、夜盲、色觉异常、临床显著的黄斑水肿加重、急性青光眼和牵拉性视网膜脱离。因此，在决定是否进行 PRP 之前，必须要将其不良反应可能带来的视觉功能损害考虑在内。对于还没有达到高危 PDR 阶段的患眼，进行 PRP 之前，必须要权衡利弊。

39. 黄斑格栅样光凝治疗黄斑水肿的利弊之较

过去的 25 年里，格栅样光凝一直作为 DME 的标准治疗方法，而改良 ETDRS 格栅样光凝也广泛应用于临床。

局部或格栅样光凝减轻 DME 的机制尚不明确，可能的原因为光凝治疗使得渗漏的微血管瘤发生闭塞。组织病理学研究显示格栅样光凝后视网膜和视网膜色素上皮层（retinal pigment epithelium，RPE）发生改变，也可能是光凝后视网膜组织减少，视网膜自身调节使得视网膜血流减少，从而减轻黄斑水肿。生物化学和生理学研究提示 RPE 生物化学过程的改变有可能和水肿减轻有关。

ETDRS 是第一个探讨激光光凝治疗 DR 的纵向研究。该研究的 2 年期和 4 年期结果都显示，与不治疗或延迟治疗相比，激光治疗可以有效地减少视力丧失。ETDRS 研究 3 年期结果显示，患者视力丧失的发生率在未治疗组为 65%，在延迟激光治疗组为 33%，在立即进行激光治疗组为 13%。该研究认为发现后立即进行激光光凝可以有效地治疗 DME。与对照组相比，激光治疗组 3 年视力丧失的发生率降低 12%。该结论只适用于有临床意义的 DME 患眼。而在弥漫性 DME 患者中，格栅样激光光凝治疗后，仅有 15% 患者的视力有所提高，24% 患者的视力会出现下降，而 61% 患者视力无明显变化。

尽管对部分 DME 有效，但 ETDRS 定义的激光光凝方法中的激光斑靠近黄斑中心凹，随着时间延长，激光烧灼可使 RPE 和神经视网膜层进行性萎缩；若激光斑累及中心凹，可能发生视网膜下纤维化或脉络膜新生血管膜。激光斑面积较大并互相融合时，融合激光斑内可出现明显的色素沉着。当融合的激光斑靠近中心凹时，就很可能引起视力下降。激光治疗 DME 还可能引起中央暗点和色觉降低。为了降低上述不良反应的发生率，建议选用能量较低的激光治疗 DME。

40. 玻璃体腔注射 anti–VEGF 药物可否替代激光治疗

通常 PRP 需要 2 次及以上的治疗，难治性新生血管还需要增加治疗的次数。PRP 治疗后，有 4.5% 的患者还需要进行后续的手术治疗。此外，PRP 治疗可能会引起一些不良反应（如疼痛、周边视力降低、夜盲症和黄斑水肿加重）。因此，眼科医生一直致力于寻求新的治疗方式来抑制 DR 的进展。

玻璃体腔内注射 VEGF 可诱导出类似 PDR 的病理反应。PDR 患者眼内 VEGF 水平升高，激光治疗后下降。这些都提示 anti-VEGF 药物可能成为 PDR 的有效治疗方式。研究证实在局部或格栅样光凝和 PRP 治疗后患者中，玻璃体腔内注射雷珠单抗是安全有效的。

临床工作中发现玻璃体腔内注射 anti-VEGF 药物可以有效地缓解黄斑水肿，提高患者视力，消退新生血管，然而目前尚缺乏大样本的随机对照试验来证实 anti-VEGF 治疗替代激光治疗的可行性。

有研究对未行 PRP 的 PDR 和重度 NPDR 的患者玻璃体腔内注射 anti-VEGF 药物贝伐单抗（intravitreal bevacizumab，IVB），并观察治疗效果。每个患者都是一只眼进行 IVB，另一只眼接受 PRP 治疗。在两个治疗组中，与基线最佳矫正视力相比，患眼的最佳矫正视力没有显著变化。但与 PRP 治疗组相比，IVB 治疗组的黄斑中心凹下视网膜厚度（central macular thickness，CMT）明显下降。IVB 治疗组中，4/5 的 PDR 患眼的新生血管渗漏完全消失，而 PRP 中仅有 1/5 的患眼消失。IVB 治疗组未发现任何并发症，而 PRP 治疗组中 2/10 患眼发展为玻璃体积血，3/10 眼出现黄斑水肿。然而，该研究样本量小，结论需要大样本量研究进一步证实。此外，有研究显示，荧光血管造影检查有新生血管渗漏的 PDR 患者中，玻璃体腔内注射少量（6.2 mg）贝伐单抗后，73% 的视盘新生血管、82% 的虹膜新生血管和 59% 的其他部位的新生血管均完全消退。然而，注射后 2 周就可以发生新生血管复发，因此提示 anti-VEGF 药可能需要多次注射才能达到有效抑制新生血管的作用。与 PRP 相比，这是玻璃体腔内注射 anti-VEGF 药物最大的缺点。注射药物后，未治疗的对侧眼也发生新生血管消退，这提示 anti-VEGF 药物的作用并非局限于注射部位，并可能存在全身不良反应。

比较 IVB 联合格栅样光凝（grid laser photocoagulation，GLP）、单独 IVB 和单独 GLP 治疗弥漫性 DME 的疗效，结果发现随访 24 个月后 3 组患者的最佳矫正视力均有显著提高。仅行 IVB 治疗组的视力提高率明显高于 GLP 组（P=0.013）。24 个月后，3 组患眼的中央黄斑厚度均显著变薄（$P < 0.0001$），其中 IVB 组厚度降低最显著。该研究显示，治疗 24 个月时，与单独 GLP 相比，联合治疗或仅行 IVB 治疗组的最佳矫正视力（best corrected visual acuity，BCVA）提高更加显著。

由此可见，尽管玻璃体腔内注射 anti-VEGF 药物可以改善视力预后，减轻黄斑水肿，消退新生血管，但其并不能完全取代激光光凝治疗。根据患者的具体情况，将两者合理的结合在一起，才能事半功倍。

41. 玻璃体腔注射激素治疗 PDR、DME 存在争议

目前，用于治疗 DME 的玻璃体腔注射用糖皮质激素共有 3 种：超适应证使用的曲安奈德和地塞米松缓释系统、丙酮化氟新龙缓释系统。玻璃体腔内注射激素的治疗适应证并没有达成共识，但通常将其视为 DME 的二线治疗方法。

（1）曲安奈德

目前，美国食品药物管理局（Food and Drug Administration，FDA）批准将曲安奈德用于平坦部玻璃体切除术（pars plana vitrectomy，PPV）中显示玻璃体，治疗一些后节炎症性疾病，但并没有批准将其用于 DME。然而，仍有许多眼科医生将曲安奈德于治疗 DME，尤其是在人工晶体眼，对 anti-VEGF 治疗无反应和治疗前视力较差的患者中。

有研究比较了玻璃体腔内注射曲安奈德 1mg、4mg 和局部格栅样光凝治疗 DME 的效果。随访 2 年后，研究者发现光凝组 BCVA 明显好于其他两组。对于那些治疗前视力较差的患者（20/300 ～ 20/200），与光凝治疗患者相比，玻璃体腔内注射曲安奈德 4mg 的患者最佳矫正视力字母数提高更多。随访 3 年后，

光凝组的 BCVA 提高仍优于曲安奈德治疗组。但之后接受白内障手术的比率在注射 4mg 曲安奈德组最高（83%），其次为 1mg 曲安奈德组（46%），而激光治疗组则最低（31%）。接受 4mg 曲安奈德治疗组中 33% 的患者眼压升高 ≥ 10mmHg，而在 1mg 曲安奈德组和光凝治疗组，该比率分别为 18% 和 4%。此外，如果患者治疗前为人工晶状体眼，那么曲安奈德联合早期光凝治疗后视力提高约 8 个字母，与玻璃体腔内注射雷珠单抗联合激光治疗后视力提高程度相似（7 ~ 8 个字母）。这提示玻璃体腔内注射曲安奈德疗效差的主要原因可能是白内障的发生。

（2）地塞米松缓释系统

FDA 已经批准将可生物降解的地塞米松缓释系统用于 DME 治疗。目前，该缓释系统并没有被广泛应用于临床，但一些临床研究已经证实了其有效性。该药物的Ⅲ期随机对照研究，比较了 0.35mg 地塞米松缓释系统与 0.7mg 地塞米松缓释系统治疗 DME 的疗效。发现视力显著提高（15 个字母）的患眼，在 0.7mg 地塞米松治疗组占 22%，0.35mg 地塞米松治疗组占 18.4%，而对照组仅为 12%。虽然有效，但地塞米松缓释系统也会引起许多不良反应，最常见的为白内障和眼内压升高。使用 0.7mg（FDA 批准的治疗剂量）地塞米松植入物治疗 36 个月的患者中，虽然只有 0.3% 需要进行抗青光眼手术，但 41.5% 的患者需要使用降眼压药物控制眼压。在人工晶状体眼或无晶状体眼中，缓释系统还可能脱入前房，需要进行手术治疗。此外，急性视网膜坏死、视网膜和玻璃体腔内出血也是可能出现的并发症。

（3）丙酮化氟新龙缓释系统

丙酮化氟新龙缓释系统被应用于 DME 的治疗。该药物的Ⅲ期随机对照研究，比较了药量为 0.2μg/d 与 0.5μg/d 的缓释系统在治疗难治性 DME 患者中的效果。经过 2 年的随访，在 0.2μg/d（FDA 批准剂量）治疗组中 BCVA 显著提高（15 个字母）的占28.7%，0.5μg/d 治疗组中占 28.6%，空白对照组只占 16.2%。随访 3 年后，在 0.2μg/d 治疗组中，需要使药物控制眼压的患者占38.4%，而空白对照组中只占 14.1%；且 4.8% 的 0.2μg/d 治疗组患者需要接受抗青光眼手术治疗（空白对照组仅为 0.5%）。

除了引起白内障和眼压升高，玻璃体腔内注射糖皮质激素还存在发生感染性或非感染性眼内炎的风险。玻璃体腔内注射激素引起感染性眼内炎的风险高于玻璃体腔内注射 anti-VEGF 药物。由于多数患者可能需要进行多次眼内注射，因此眼内炎的累计发生风险会明显升高。缓释制剂可以通过减少注射次数为患者带来益处。

由此可见，尽管玻璃体腔内注射糖皮质激素可以有效地治疗DME，但因为存在上述并发症风险，在使用时眼科医生需要评估利弊，合理选择。

42. 玻璃体手术联合 anti-VEGF 治疗的时机选择

PPV 是 PDR 并发症的一种有效治疗手段。10% 的 PDR 患者在诊断后 1 年需要接受玻璃体手术。术后玻璃体腔积血是玻璃体手术常见术后并发症，可能出现在 20% ～ 30% 的患眼中。临床上，发现围手术期进行玻璃体腔内注射 anti-VEGF 药物，确实可以减少 PDR 术中出血和术后玻璃体积血。然而，注药时机的选择并没有达成共识，而是常常由眼科医生的诊疗习惯决定。目前已经完成的和正在进行的一些临床研究可能给我们带来思路。

研究发现在 PPV 术前 4 周或 1 周进行眼内注射雷珠单抗，PPV 术后视力预后都明显好于术前未注射的患眼，且术后玻璃体积血的发病率也明显降低。术前进行玻璃体腔内注射雷珠单抗可以通过减少视网膜和虹膜的新生血管可以使得 PPV 术更加简单安全，从而改善解剖和功能预后。研究者发现，假注射对照组平均手术时间为（84±12）分钟，术中出血发生率为 79.1%（19 例）；术前 7 天玻璃体腔内注射 anti-VEGF 组平均手术时间为（65±18）分钟，术中出血发生率为 8.3%（2 例）；术前 20 天玻璃体腔内注射 anti-VEGF 组平均手术时间为（69±21）分钟，术中出血发生率为 12.5%（3 例）。因此提示术前 7 天眼内注射 anti-VEGF 药物，PPV 术后效果可能最好。

研究进一步比较了 PPV 术前和术后进行玻璃体腔内注射 anti-VEGF 药物的疗效。结果显示早期（≤ 4 周）复发性玻璃体积血的发生率，在术前注射组为 22.2%，术后注射组为 10.8%，对照组为 32.4%；与对照组相比，术后注射组的早期复发性玻璃体积血发生率显著降低（P=0.026）。晚期（＞ 4 周）复发性玻璃体积血的发生率在术前注射组为 11.1%，术后注射组为 16.2%，对照组为14.7%；3组没有显著差异。玻璃体积血清除时间(initial time of vitreous clearing，ITVC)，在术前注射组为 （26.4±42.5）天，术后注射组为 （10.3±8.2） 天，对照组为（25.2±26.1）天；术后注射组的 ITVC 明显短于术前注射组 （P=0.045） 和对照组 （P=0.015）。术后 6 个月的 BCVA 在 3 组中没有统计学差异 （P=0.418）。该研究提示，术前玻璃体腔内注射 anti-VEGF 药物可能并不能降低 PDR 在 PPV 术后的复发性玻璃体积血，术中或术后注射可能是减少术后玻璃体积血更为有效的方法。

上述结论并没有进行多中心大样本的临床研究进行验证，因此玻璃体手术联合 anti-VEGF 治疗的时机还应该根据患者的具体情况进行选择。

43. anti-VEGF 药物治疗 DME 最佳方案尚无定论

VEGF 是导致血 - 视网膜屏障破坏的重要介质，可以导致液体渗漏和黄斑水肿的发生，并且 DME 患眼中 VEGF 水平明显升高，因此有理由推测 anti-VEGF 药物可以用于治疗 DME，而相关研究也证实 anti-VEGF 可以降低黄斑中心凹厚度、改善 DME 患者的视觉敏感度，在 DME 的治疗中发挥重要作用。然而，anti-VEGF 药物治疗 DME 的最佳方案尚无定论。

（1）anti-VEGF 药物注射的最佳方案尚无定论

玻璃体腔内注射 anti-VEGF 药物治疗初发和难治性 DME 可

以有效提高视力，改善解剖结构。然而，目前眼科医生在治疗剂量、治疗频率上并没有达成共识，并且不同临床研究使用的治疗方案也不尽相同，此外，有研究比较不同用药剂量、频率的疗效差异。

Ⅱ期临床研究——RESOLVE，随机将 151 位 DME 患者分为 3 组，即玻璃体腔内注射雷珠单抗 0.3mg、玻璃体腔内注射雷珠单抗 0.5mg 和假注射组。治疗频率为每月 1 次，持续 3 个月。根据治疗需要，允许一些患者在第 1 个月后将雷珠单抗剂量加倍（0.6mg 和 1mg）。如必要，患者可接受激光治疗。1 年随访时，雷珠单抗治疗组视力平均提高 10.3 个字母，而假注射组仅提高 1.4 个字母（$P < 0.001$）。雷珠单抗组的视网膜厚度降低 194.2μm，而假注射组降低 48.4μm（$P < 0.001$）。

另两项多中心、双盲、随机对照研究——RIDE 和 RISE 得出与 RESOLVE 研究相似的结论。这两项研究亦将受试者随机分为 3 组，0.3mg 雷珠单抗组、0.5mg 雷珠单抗组和假注射对照组，注射频率为每月 1 次，连续 24 个月。24 个月后，所有假注射对照组接受每个月 0.5mg 的雷珠单抗玻璃体腔内注射。3 年期的研究结果显示，视力提高 ≥ 15 个字母的假注射组、0.3mg 雷珠单抗组、0.5mg 雷珠单抗组的比例，在 RISE 研究组中，分别为 22.0%、51.2%、41.6%；在 RIDE 研究组中，分别为 19.2%、36.8%、40.2%。提示两种治疗剂量都可以有效地提高 DME 患者视力，减轻黄斑水肿。

此外，研究还显示 6 周的注射周期对于 DME 可能过长，当将注射周期从 2 个月缩短至 1 个月时，患眼视力可以额外提高 3 个字母。

尽管国内外对于 anti-VEGF 治疗频率并没有达成共识，但多推荐使用 3+PRN（每月 1 次，连续 3 个月，之后在必要时继续注射）的方式，该治疗方案在多数患者中也取得了较好的疗效。

（2）anti-VEGF 药物联合激光治疗 DME

黄斑局灶或格栅激光光凝曾是治疗 DME 的金标准，但临床上发现部分患者治疗后仍存在严重的黄斑水肿。眼内注射 anti-VEGF 能够更好地提高视力，但其经济负担大并且需要反复注射的缺点也是必须考虑的。同时，临床上也发现部分患者多次注射 anti-VEGF 后，黄斑仍会反复出现水肿。因此，治疗中应该根据患者的病情，将激光与眼内注射 anti-VEGF 药相结合，以达到更好地治疗效果。

一项纳入 691 人的随机对照研究，根据 DME 的不同治疗方式，将患者分为 4 组：玻璃体假注射加激光治疗组（对照组）；雷珠单抗玻璃体内注射同时予以激光治疗组（注药后 7 ～ 10 天进行黄斑激光光凝）；雷珠单抗玻璃体内注射加延迟激光治疗组（局部治疗 24 周后仍存在黄斑水肿符合激光治疗标准）；玻璃体腔内注射曲安奈德同时予以激光治疗组。研究结果显示，玻璃体腔内注射雷珠单抗治疗组的平均视敏度改善高于对照组和曲安奈德注射组。第 2 年随访时，雷珠单抗玻璃体内注射加延迟激光治疗组仍有 49% 的受试者视力有改善，而玻璃体腔内注射雷珠单抗同时联合激光治疗组仅有 36% 的患者视力得到改善。此外，玻璃体腔内注射雷珠单抗联合延迟激光治疗组 3% 的受试者出现视力丧失，而玻璃体腔内注射雷珠单抗同时联合激光治疗组视力丧失比例高达 13%。该研究随访 5 年后的结果依旧支持 3 年期结论，即雷珠单抗结合延时黄斑激光治疗的视力预后优于单独注药、即时联合激光治疗以及单独激光治疗组。

RESTORE 的 III 期临床研究发现 0.5mg 雷珠单抗玻璃体腔内注射联合激光治疗组（12 个月后视力提高 5.9 个字母）和仅玻璃体腔注射 0.5mg 雷珠单抗组（12 个月后视力提高 6.1 个字母），在提高 DME 患者视力方面无显著差异，但都优于仅行激光治疗组（12 个月提高 0.8 个字符）。该研究中雷珠单抗的治疗频率是每月 1 次，连续 3 个月之后在必要时继续注射（3+PRN）。

综上所述，anti-VEGF 药物治疗 DME 的最佳方案还没有定论，在多中心大样本的随访研究结果公布之前，医生可以根据患者病情发展及自身条件选择合理的治疗策略。

参考文献

1. Evans JR, Michelessi M, Virgili G. Laser photocoagulation for proliferative diabetic retinopathy. Cochrane Database Syst Rev, 2014, (11)：CD011234.

2. Early Treatment Diabetic Retinopathy Study Research Group. Early photocoagulation for diabetic retinopathy. ETDRS report number 9. Ophthalmology,

1991，98（5 Sl）：766-785.

3. Early Treatment Diabetic Retinopathy Study Research Group. Treatment techniques and clinical guidelines for photocoagulation of diabetic macular edema. Early Treatment Diabetic Retinopathy Study Report Number 2. Ophthalmology, 1987, 94 (7)：761-774.

4. Amoaku WM，Saker S，Stewart EA. A review of therapies for diabetic macular oedema and rationale for combination therapy. Eye （Lond）. 2015，29（9）：1115-1130.

5. Arevalo JF，Lasave AF，Wu L，et al. Intravitreal bevacizumab plus grid laser photocoagulation or intravitreal bevacizumab or grid laser photocoagulation for diffuse diabetic macular edema: results of the Pan-american Collaborative Retina Study Group at 24 months. Retina，2013，33（2）：403-413.

6. Schwartz SG，Scott IU，Stewart MW，et al. Update on corticosteroids for diabetic macular edema. Clin Ophthalmol. 2016，10：1723-1730.

7. Kim JH，Lee TG，Lew YJ. Short-term efficacy of intravitreal triamcinolone acetonide for bevacizumab-resistant diabetic macular oedema. Acta Ophthalmol.2015，93（2）：e178-179.

8. Jeon S，Lee WK. Effect of intravitreal triamcinolone in diabetic macular edema unresponsive to intravitreal bevacizumab. Retina，2014，34（8）：1606-1611.

9. Boyer DS，Yoon YH，Belfort R Jr，et al. Three-year, randomized, sham-controlled trial of dexamethasone intravitreal implant in patients with diabetic macular edema. Ophthalmology，2014，121（10）：1904-1914.

10. Maturi RK, Pollack A, Uy HS, et al. Intraocular pressure in patients with diabetic macular edema treated with dexamethasone intravitreal implant in the 3-year MEAD study. Retina, 2016, 36 (6): 1143-1152.

11. Casati S, Bruni E, Marchini G. Retinal and vitreous hemorrhage after traumatic impact of dexamethasone implant in a vitrectomized eye. Eur J Ophthalmol, 2016, 26(3): e55-57.

12. Fong AH, Chan CK. Presumed Sterile Endophthalmitis After Intravitreal Triamcinolone (Kenalog) -More Common and Less Benign Than We Thought? Asia Pac J Ophthalmol (Phila), 2016.

13. Smith JM, Steel DH. Anti-vascular endothelial growth factor for prevention of postoperative vitreous cavity haemorrhage after vitrectomy for proliferative diabetic retinopathy. Cochrane Database Syst Rev, 2015, (8): CD008214.

（王 倩 整理）

中国医学临床百家

糖尿病视网膜病变的随访监测至关重要

　　糖尿病作为影响人类健康的全球性疾病，已成为影响当今全球人类健康的重要因素之一。据统计，截至 2000 年，全球糖尿病患者达 1.77 亿，其中中国就有约 2000 万人，约占总数的 12.0%，成为全球排名第二的糖尿病大国。糖尿病是影响全身多个器官和系统的疾病，对人体的主要危害是其多系统并发症。在糖尿病的众多并发症中，发病率第一位的为心血管系统并发症，发病率第二位的为眼部并发症（20.0% ～ 34.0%）。在眼部的诸多并发症中，又以 DR 的视力损害最为严重，其是糖尿病血管性病变在眼部的特征性反应。DR 被称为"光明的小偷"，早期症状极为隐匿，而其进展期的进展速度之快，一旦视力损伤达到中度以上或者病变达到晚期，视力预后则不容乐观。但是，因 DR 而致盲并不是不可规避的，应早发现早治疗，早期合理的激光视网膜光凝术治疗可有效控制 DR 的发展，减少严重视力损伤发生的风险。因此，糖尿病确诊后定期的眼科检查十分必要。

44. 社区医院是糖尿病视网膜病变防控的前沿阵地

家庭是社会的细胞，社区是细胞的集合，因此，在糖尿病高发已成为全社会的健康问题的今天，在社区建立一种 DR 的筛查防治模式将产生深远的意义。

DR 整体防治的关键是加强社区筛查和防治。如果大力推行DR 的社区筛查和防治，将会大大减少其后续的治疗费用，并带来巨大的社会和经济效应。目前，DR 筛查和防治模式大多是以医院为中心，即对每一位就诊的糖尿病患者进行全身（包括眼科）检查，建好病历，患者定期复诊，筛查 DR。这种以医院为核心的模式，其优点在于其针对性较强、诊断结果较为明确，但这种模式的缺点也很突出，由于部分患者对疾病的认知程度不足、高龄患者行动不便，都造成了患者就医的依从性较差，从而导致DR 患者延误诊断和治疗，最终增加了致盲和低视力的风险。

与中心医院不同，社区卫生服务站能深入社区人群，能及时地发现社区居民的健康问题，患者就诊方便、费用较低、依从性佳，其优越性是其他医疗机构都难以取代的。所以，定点社区医疗服务中心和社区医院进行 DR 的防治工作的开展，将成为今后 DR 筛查和防治的重点。随诊我国卫生事业的发展，社区医院也加快了居民健康管理电子化的进程。越来越多的社区医院建立起了电子健康档案，并且加入 DR 筛查部分，构建眼病资料数据库。根据筛查结果，可以指导患者的检查治疗和复诊，实现合理转诊，极大地为患者节约就诊时间和交通费用，为社会和国家节约了医疗成本和公共资源。最为重要的是，这种 DR 的筛查防治模式在很大程度上提高了糖尿病患者的眼科复查依从性，实时开展的眼病知识科普教育，又极大地提高患者的生活质量，减少疾病相关的家庭、社会负担。由此可见，把社区医院作为 DR 变防控的前沿阵地，对糖尿病患者和整个社会的健康发展将产生深远的影响。

45. 糖尿病患者应每年检查眼底

糖尿病是全身性疾病，其病变可以累及神经、肾、心血管等系统，其中 DR 是最重要的并发症之一，其发病率之高，已成为工作年龄人群致盲的首要原因。20 世纪后期，欧美发达国家有较多大规模的 DR 流行病学研究，如在美国 Wisconsin Epidemiologic Study of Diabetic Retinopathy（WES）研究中，30 岁以上糖尿病患者 DR 的发生率高达 50%；Beaver Dam Eye Study（BDES）研究显示 DR 的发生率为 36.8%；澳大利亚的 Blue Mountain Eye Study（BMES）表明 DR 的发生率为 32.4% 等。我国幅员辽阔，地域发展不均，在不同地区进行的 DR 流行病学调查显示，DR 的患病率差别较大。国内有学者将我国近年的以人群为基础的 DR 流行病学资料进行 Meta 分析，我国糖尿病患者群中总的 DR 的患病率为 23%，其中 NPDR 为 19.1%，PDR 为 2.8%。

在糖尿病的随访研究方面，Younis 等在一项 2002 年的利物浦研究中发现，对于 1 型糖尿病患者，随访 1 年后，原本无 DR 患者有 0.3% 发展为 DR，随访 5 年 DR 的发生率则上升为 3.9%。对于 2 型糖尿病患者，随访 1 年后，原本无 DR 患者有 1.8% 发展为糖尿病视网膜病变，随访 5 年 DR 的发生率则为 3.9%。随着糖尿病病程的延长，DR 的患病率逐年增加，致盲率也逐年升高。糖尿病的病程很可能是最强的预示视网膜病变发生的因素，在美国 WES 糖尿病视网膜病变研究中，年轻的糖尿病患者中 3 年内出现视网膜病变发病率为 8%、5 年内发病率为 25%、10 年发病率为 60%、15 年发病率为 80%，视网膜病变的发生率随病程延长而逐年上升。

糖尿病患者如果血糖控制良好，那么是否意味着可以忽视定期的眼底检查呢？答案是否定的。英国针对 2 型糖尿病的前瞻性研究（UKPDS），入组了 3867 例 2 型糖尿病患者，结果显示强度血糖控制组对比非强度血糖控制组，把患者光凝的需求降低了 29%（OR=0.71；95% CI：0.53 ～ 0.96；P=0.003）。换句话说，虽然控制血糖可以降低糖尿病视网膜病变进展的速度，减少危害视力不良事件的发生率，但是并不能完全阻止眼底病变的进展。

由此可见，糖尿病患者即便暂时没有发现明显的眼底病变，即便患病年龄较小、全身情况较好、血糖控制良好，都不应该忽视眼底的定期检查。根据全球范围内的流行病学及糖尿病的随访研究，目前推荐未发生 DR 的患者，每年进行 1 次眼底检查。

46. NPDR 患者每半年查眼底，PDR 患者每月查眼底

2003 年 Younis 等继续报道并将研究结果发表在《柳叶刀》杂志上，1 型糖尿病患者，初筛即有背景型糖尿病视网膜病变或轻度增殖前期糖尿病视网膜病变患者 1 年后发展为 VTR（影响视力的视网膜病变）的百分比分别是 3.6% 和 13.5%。对于 2 型糖尿病患者，初筛即有背景型糖尿病视网膜病变或轻度增殖前期糖尿病视网膜病变患者 1 年后发展为 VTR 的百分比分别是 5% 和 15%。因此建议对已有糖尿病视网膜病变患者则应每年或更频繁地随访。

对于 PDR 患者，由于已经发生了眼底的增殖性改变，新生血管可以在数周到数月的时间内就快速发生发展，增殖的视网膜前膜很容易牵拉视网膜形成视网膜脱离，新生血管膜也极易造成眼内的活动性出血和机化，这种增殖性眼底病变引起的 VTR 往往导致患者视力预后很差，甚至造成了视力的永久性丧失。避免这一不良预后发生的唯一办法就是密切随访、及时治疗。

综上所述，目前推荐 NPDR 患者每半年查眼底，PDR 患者每月查眼底，这样才能真正做到早发现、早治疗，DR 患者的视力才有希望得到最大限度的挽救。根据最新的糖尿病视网膜病变指南，糖尿病及 DR 的患者应按照下表进行随访安排（表 4）：

表 4　糖尿病视网膜病变随访监测

视网膜病变的严重程度	CSME 情况	随访间隔（月）
正常或微小 NPDR	无	12
	无	12
轻度 NPDR	临床不显著的 CSME	4 ～ 6
	临床显著的 CSME	1
	无	12
中度 NPDR	临床不显著的 CSME	3 ～ 6
	临床显著的 CSME	1
	无	4
重度 NPDR	临床不显著的 CSME	2 ～ 4
	临床显著的 CSME	1
	无	4
非高危的 PDR	临床不显著的 CSME	2 ～ 4
	临床显著的 CSME	1
	无	4
高危的 PDR	临床不显著的 CSME	4
	临床显著的 CSME	1

47. 糖尿病视网膜病变的远程医疗管理

远程医疗即远距离提供医疗服务和促成健康信息交流，它可覆盖全部的医疗活动，包括预防、诊断、治疗、医学教育和医学研究等方面。现代信息技术的飞速进步推动了远程医疗的迅速发展。远程医疗使患者能享受到更为便捷的医疗服务，因为其大大减弱了地域和时间局限性因素对医疗活动的影响，使得医疗服务的范围扩大到之前医疗资源不能覆盖的边远地区。远程医疗作为

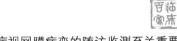

一种独立的医学工具，正日益受到整个眼科界的重视。

尽管对 DR 的认知程度正在不断提高，但是糖尿病患者对 DR 的筛查和治疗的依从性却并不理想，即便在医疗资源丰富的欧美发达国家，糖尿病患者中定期参加筛查的比率较小。同时由于去大城市的中心医院就诊费用高、路途远，患者就诊和随诊的依从性也大大下降。欧美一些国家已经有大量不同规模的 DR 远程筛查项目启动，在增加患者依从性、提高筛查防治效率、节约政府医疗开支等方面取得了显著成效。

从远程医疗操作的技术层面来看，将远程医疗广泛应用到 DR 的筛查防控中是极为可行的。由于 DR 眼底照相筛查的决策主要建立在图像的基础上，远程医疗领域的存储转发技术和实时可视会议技术为其在眼科领域的应用提供了可行平台。这些远程 DR 筛查系统有着大致相同的流程：远程终端的眼底图像和患者信息获取、检查信息数据的传输，最后会诊中心眼底图像判读。除了筛查系统的建立，对于筛查结果为阳性，即确诊为 DR 患者，为了整合不同区域、不同层次的眼科资源，还需要建立起其专属的眼病临床数据库。临床数据库包括患者的基本信息（姓名、性别、年龄、职业等）、诊疗信息（其他相关检查和检验记录）、眼底图像及诊断信息。相信在不远的将来，远程医疗事业的发展定会成为 DR 防治中不可或缺的一个部分。

参考文献

1. King H, Rewers M. Global estimates for prevalence of diabetes mellitus and impaired glucose tolerance in adults. WHO Ad Hoc Diabetes Reporting Group. Diabetes Care, 1993, 16 (1): 157-177.

2. Maberley D, Walker H, Koushik A, et al. Screening for diabetic retinopathy in James Bay, Ontario: a cost-effectiveness analysis. CMAJ, 2003, 168 (2): 160-164.

3. Javitt JC, Aiello LP. Cost-effectiveness of detecting and treating diabetic retinopathy. Ann Intern Med, 1996, 124 (1 Pt 2): 164-169.

4. 许迅, 邹海东. 糖尿病视网膜病变的社区筛查和防治. 中国眼耳鼻喉科杂志, 2008, 9 (8): 276-279.

5. Diabetes Control and Complications Trial Research Group, Nathan DM, Genuth S, et al. The effect of intensive treatment of diabetes on the development and progression of long-term complications in insulin-dependent diabetes mellitus. N Engl J Med, 1993, 329 (14): 977-986.

6. Klein R, Klein BE, Moss SE, et al. The relationship of retinopathy in persons without diabetes to the 15-year incidence of diabetes and hypertension: Beaver Dam Eye Study. Trans Am Ophthalmol Soc, 2006, 104: 98-107.

7. Moshtaghian H, Louie JCY, Charlton KE, et al. Trends in added sugar intake and food sources in a cohort of older Australians: 15 years of follow-up from the Blue Mountains Eye Study. J Hum Nutr Diet, 2017, 30 (3): 339-348.

8. Younis N, Broadbent DM, Vora JP, et al. Incidence of sight-threatening retinopathy in patients with type 2 diabetes in the Liverpool Diabetic Eye Study: a cohort

study. Lancet, 2003, 361 (9353): 195-200.

9. UK Prospective Diabetes Study Group.Tight blood pressure control and risk of macrovascular and microvascular complications in type 2 diabetes: UKPDS 38. BMJ, 1998, 317 (7160): 703-713.

10. Mukamel DB, Bresnick GH, Wang Q, et al. Barriers to compliance with screening guidelines for diabetic retinopathy. Ophthalmic Epidemiol, 1999, 6 (1): 61-72.

（刘忆南　整理）

疑难病例讨论

DR 是世界上首要的劳动年龄人群致盲性的眼病，而 PDR 则是致其视力丧失的直接原因。近期中国以人群为基础的大型流行病学研究表明，所有糖尿病患者中，37% 存在 DR，而随着病程的进展，其中 7% 的患眼将最终发展为 PDR。

在眼科门诊，DR 患者似乎随处可见，往往存在着明确的病史，且病变及病程呈现出一定的特征性，多数患者诊断并不复杂。然而，由于部分患者常伴随有其他一种或多种系统性疾病，或处于疾病的不同阶段，其眼部表现往往显得扑朔迷离，真假难辨，增加了明确诊断和治疗的难度。本章列出了几个易与 DR 混淆的疾病及 DR 治疗过程中较难处理的情况，与大家共同探讨。

48. 病例 1：似是而非，并非糖尿病惹的祸

患者刘某，男，60 岁，因"双眼突发视力下降，右眼 2 个月，左眼 20 天"于门诊就诊。

【现病史】患者于 2 个月前无明显诱因右眼突发视力下降，于外院就诊，诊断为玻璃体积血，给予口服药物治疗后稍好转，于 20 天前无明显诱因左眼突发视力下降，继续前述口服药物治疗，无明显好转，至门诊。

【既往史】高血压病史 10 年余，药物控制可，1 年前急进性血压升高伴肾功能衰竭发作 2 次，最高血压 270/130mmHg，于内科治疗后血压平稳，此后口服药物治疗维持。否认糖尿病史。

【家族史】否认家族遗传性疾病史。

【眼部检查】视力：右眼 0.1，左眼 0.4，矫正不提高；眼压：右眼 18mmHg，左眼 15mmHg；双眼虹膜新生血管（－），晶状体皮质楔状混浊，玻璃体积血呈淡黄色颗粒样，后极部可见新生血管性机化膜，牵拉视网膜呈帐篷样局部隆起，隐见视盘颜色淡，视网膜弥漫渗出及出血。

【生化检查】空腹血糖：4.66mmol/L（参考区间 3.9～6.1mmol/L）；尿素氮：18.0mmol/L（1.9～7.2mmol/L）；肌酐：400.9umol/L（53～106umol/L）；多次餐后血糖：8.43～10.9mmol/L；HbA1c：5.6%（参考区间：4.0%～6.0%）。

【尿常规检查】干化学：尿糖：阴性；尿蛋白：3.0q/L（参考范围：阴性）；潜血：25.0cel/ul（参考范围：阴性）；镜检：白细胞 0-1/HP，红细胞 0-3/HP，未见管型。

【眼科辅助检查】眼彩色超声多普勒检查示双眼玻璃体内可

探及点条状回声，动度（+），与球壁回声相连，并与球壁回声形成浅间隙，CDFI 其上未见血流信号，请结合临床（图 5）。

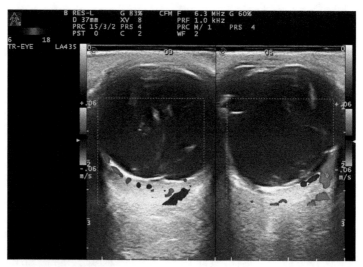

图 5　眼彩色超声多普勒检查，示双眼玻璃体内可探及点条状回声，动度（+），与球壁回声相连，并与球壁回声形成浅间隙，CDFI 其上未见血流信号（彩图见彩插 5）

【临床印象】双眼牵拉性视网膜脱离；双眼玻璃体积血；双眼高血压性视网膜病变；急进性高血压病；肾功能不全。

【处置方案】收入院，表面麻醉下行双眼玻璃体腔雷珠单抗注射液 0.05mg 注射术，术后监测眼压及眼部情况，术后 1 周局部麻醉下行右眼玻璃体切除、新生血管膜切除、雷珠单抗注射液玻璃体腔注药、眼内光凝联合硅油填充术。

【病例讨论】高血压视网膜病变是较为常见的眼部并发症，初期表现为视网膜小动脉迂曲变细呈铜丝状，动静脉交叉压迫，动脉迂曲扩张。随着高血压视网膜病变病程的进展，血液动态发生变化，视网膜血管内皮细胞出现不同程度的损伤，血管通透性发生改变，血流阻力增加，导致血液黏滞度增高，视网膜静脉循环受阻，可表现为火焰状、线条状浅层渗出及棉絮斑，与 DR 背景期相似。而急进性高血压性视网膜病变则有其特征性的进展过程。

急进性高血压病也称为恶性高血压病，较为少见，占高血压病的 1% ～ 5%，多见于青壮年。急进性高血压病可由缓进型高血压恶化而来，也可起病即为急进性高血压。临床上起病急，进展快，血压升高明显，患者血压常高于 230/130mmHg，其特征性病理表现为细小动脉纤维素样坏死和坏死性细动脉炎。

急进性高血压视网膜病变是由于短期内突然发生的急剧的血压升高，引起视网膜及脉络膜血管失代偿，视网膜血管显著缩窄，屏障功能受损，视网膜弥漫水肿，血液中有形成分渗出，眼底可见多处片状出血、大片棉绒斑及视盘水肿。其视网膜出血多位于神经纤维层，呈线状、放射状或火焰状。

急进性高血压患者视盘水肿往往最早出现，开始表现为视盘鼻侧边界模糊，逐渐扩大至整个视盘，而后其周围视网膜出现水肿。视网膜水肿往往开始于视盘颞侧，呈雾状灰白色，然后可扩展至整个后极部视网膜，变细的动脉和肿胀的静脉隐没于水肿的视网膜中。

本例患者双侧视盘颜色淡，伴视网膜出血、渗出、新生血管形成继发牵拉性视网膜脱离，则为急进性高血压视网膜病变的晚期表现。

与高血压视网膜病变不同，DR 本质上是血管阻塞性病变，早期表现为微血管瘤和静脉扩张呈环袢状，视网膜出血多为圆形点片状，而后病程进展可出现硬性渗出，有时散在新旧不等棉絮斑，黄斑星芒状渗出较为少见，后期可见视网膜新生血管等增生性改变，但视乳头常正常，仅少数患者可并发糖尿病视神经病变而表现为视盘色淡。不过，对于部分患者，糖尿病与高血压共同存在，则视网膜病变可为两种疾病共同作用的结果。

对于本例患者而言，同时存在急进性高血压的发病过程以及肾功能不全的表现，但高血压与肾功能不全孰因孰果，尚需肾活检结果的判定。肾病与高血压互为因果，可形成恶性循环，高血压可使肾脏呈高灌注和肾血流动力学异常，促进肾病的发展，而异常的肾小球血流动力学也影响某些调节血管舒缩因子的表达从而促使血压升高。

49. 病例 2：追根溯源，详询病史是关键

患者方某，女，52 岁，因"双眼视力下降 8 年，左眼加重 2 个多月"于 2010 年 3 月 6 日于门诊就诊。

【现病史】患者于 8 年前发现双眼逐渐视力下降，未明确诊治，2 个多月前自觉左眼视力下降加重，于当地医院就诊，

诊为右眼玻璃体积血，双眼视网膜出血，为求进一步诊治到门诊。

【既往史】鼻咽癌放疗术后 10 年，局部控制；否认糖尿病及高血压病史。

【家族史】否认家族遗传性疾病史。

【眼部检查】视力：右眼 0.3，左眼 0.05；眼压：右眼 12mmHg，左眼 14mmHg；双眼虹膜新生血管（−），晶状体皮质轻度混浊；右眼玻璃体血性混浊，下方为重，视盘界清色稍淡，上方及颞侧梳状视网膜神经纤维层缺损，视网膜动脉细，下方为出血遮蔽（图 6）；左眼视盘界清色淡，上方及鼻侧视网膜神经纤维层缺损，视网膜动脉细，鼻下多处血管白线，黄斑区椭圆形片状脉络膜萎缩，视网膜中周部各象限多发微血管瘤、点片状出血（图 7）。

【FFA】右眼：下方玻璃体积血，荧光遮蔽，静脉期视盘边界欠清，上半广泛斑片状出血性荧光遮蔽，视网膜毛细血管扩张及微血管瘤，晚期弥漫渗漏；左眼：静脉期视盘边界欠清，广泛斑片状出血性荧光遮蔽，视网膜毛细血管扩张及微血管瘤，中周大量 NVE，下方 NP 区总面积＞10PD，黄斑区 2-3PD 脉络膜萎缩，晚期弥漫渗漏，黄斑水肿（图 8 ～ 14）。

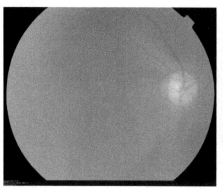

图6 右眼彩色眼底像，示玻璃体血性混浊，下方为重，视盘界清色稍淡，上方及颞侧梳状视网膜神经纤维层缺损，视网膜动脉细，下方为出血遮蔽（彩图见彩插6）

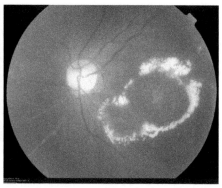

图7 左眼彩色眼底像，示视盘界清色淡，上方及鼻侧视网膜神经纤维层缺损，视网膜动脉细，鼻下多处血管白线，黄斑区椭圆形片状脉络膜萎缩，视网膜中周部各象限多发微血管瘤、点片状出血（彩图见彩插7）

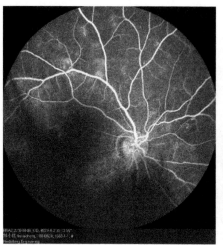

图8 FFA右眼，示下方玻璃体积血，荧光遮蔽，静脉期视盘边界欠清，广泛斑片状出血性荧光遮蔽，上半视网膜毛细血管扩张及微血管瘤（彩图见彩插8）

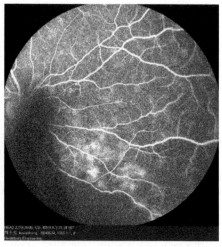

图9 FFA右眼，示下方玻璃体积血，荧光遮蔽，晚期中周部荧光渗漏（彩图见彩插9）

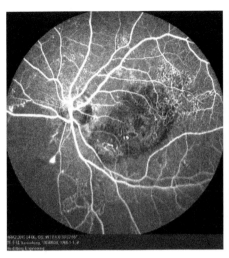

图10　FFA左眼，示静脉期视盘边界欠清，广泛视网膜毛细血管扩张及微血管瘤，黄斑区2-3PD脉络膜萎缩呈弱荧光（彩图见彩插10）

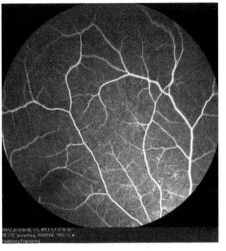

图11　FFA左眼，鼻上周边视网膜微血管瘤（彩图见彩插11）

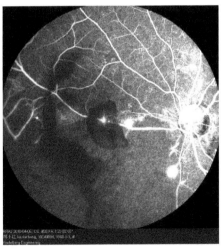

图12　FFA左眼，视盘鼻下广泛斑片状出血性荧光遮蔽，下方无灌注区，视网膜新生血管荧光素渗漏（彩图见彩插12）

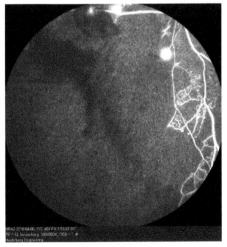

图13　FFA左眼，鼻下方大片视网膜无灌注区，总面积＞10PD（彩图见彩插13）

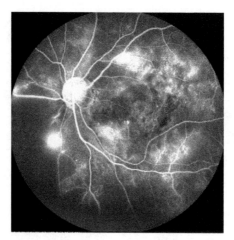

图 14   左眼，晚期后极部弥漫渗漏，黄斑弥漫水肿（彩图见彩插 14）

【临床印象】双眼放射性视网膜病变，右眼玻璃体积血。

【处置方案】药物治疗，右眼暂观察，左眼全视网膜光凝术。

【病例讨论】放射性视网膜病变是一种发生于头颈部放疗后的迟发性、慢性进展性的血管阻塞性疾病，以视网膜血管阻塞、通透性增加、毛细血管无灌注区及视网膜新生血管形成为主要体征，与 DR 表现十分相似。

放射性视网膜病变的主要发病机制在于放射线可诱导视网膜血管内皮细胞的 DNA 损伤，从而导致内皮细胞在有丝分裂过程中凋亡，而当正常分裂的细胞数难以补偿丢失的细胞数时，血管内皮屏障功能将遭到破坏，以毛细血管受累最早发生且最为常见，表现为毛细血管管壁透明样变性、周细胞和内皮细胞受损、丧失，从而导致视网膜水肿、出血、渗出、血管狭窄、白线，也可累及分支动脉，严重者可发生视网膜中央动脉阻塞，而视网膜静脉多不受累。

放射性视网膜病变的发生存在一定的潜伏期，长短各异，多在放射治疗后 6 个月至 3 年内发生，其严重程度与照射剂量、部位、组织对射线的耐受性以及个体对放射的敏感性有关。

放射性视网膜病变在 FFA 中所表现的毛细血管扩张、微动脉瘤及毛细血管无灌注与 DR 也极为相似，但出血相对较少，且患者具有明确的放射治疗病史，与接受治疗区域相对应的单眼发病，或即使如本例患者双眼发病，但双眼病情存在着明显的差异。同时，放射性视网膜病变病情进展较为缓慢，从出现毛细血管无灌注区到视网膜新生血管形成所需的时间相对较长。

对于放射性视网膜病变存在大面积毛细血管无灌注区的患眼，及时完成全视网膜光凝是防止新生血管增生的有效手段。而对于放射性视网膜病变继发新生血管形成、黄斑水肿的患眼，可采用光动力疗法或玻璃体腔 anti-VEGF 药物注射治疗以促进新生血管萎缩，缓解黄斑水肿，维持和改善视力。

50. 病例 3：鱼龙混杂，病史之外再探究竟

患者温某，男，75 岁，因"左眼视力下降 3 个月"于门诊就诊。

【现病史】患者于 3 个多月前无明显诱因左眼逐渐视力下降，于当地医院就诊，诊为"双眼糖尿病视网膜病变"，建议左眼雷珠单抗玻璃体腔注射治疗，转诊至门诊。

【既往史】糖尿病史 11 年，胰岛素注射，控制可；高血压史 6 年，药物控制可。

【家族史】否认家族遗传性疾病史。

【眼部检查】视力：右眼 0.5，左眼 0.03；眼压：右眼 17mmHg，左眼 21mmHg；双眼虹膜新生血管（－），晶状体皮质混浊；右眼视盘界清色可，后极部视网膜少量点状出血、微血管瘤；左眼视盘上方及颞侧视网膜新生血管，后极部点片状出血，多处微血管瘤，鼻下视网膜血管弓处棉绒斑（图 15）。

【FFA】右眼偶见微动脉瘤、毛细血管扩张，未见无灌注区；左眼臂 - 视网膜循环时间及视网膜内循环时间延长，静脉期视盘边界不清，视盘新生血管；视网膜动静脉血管细，小分支毛细血管扩张渗漏；黄斑结构不清，晚期视盘荧光素渗漏（图 16 ～ 21）。

【临床印象】左眼低灌注性视网膜病变；右眼糖尿病性视网膜病变（Ⅰ期）。

【处置方案】左眼全视网膜光凝，颈动脉超声检查，神经内科会诊。

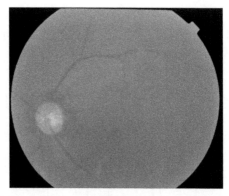

图 15　左眼彩色眼底像，示视盘上方及颞侧视网膜新生血管，后极部点片状出血，多处微血管瘤，鼻下视网膜血管弓处棉绒斑

（彩图见彩插 15）

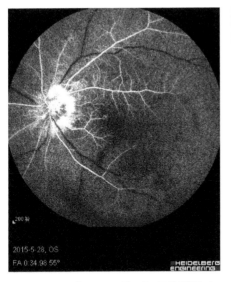

图16 FFA 左眼，示臂－视网膜循环时间延长，至 0′34″98 动脉开始充盈，呈"前锋"现象（彩图见彩插16）

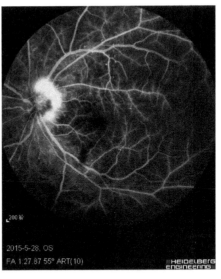

图17 FFA 左眼，示视网膜内循环时间延长，至 1′27″87 仍处于静脉层流期（彩图见彩插17）

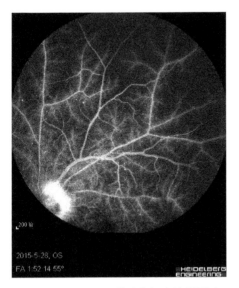

图18 FFA 左眼，示静脉期视盘边界不清，视盘新生血管；视网膜动静脉血管细，弥漫微血管瘤（彩图见彩插18）

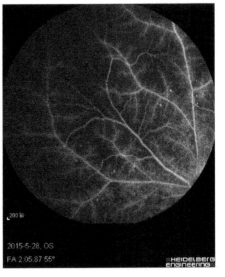

图19 FFA 左眼，示静脉期视网膜动静脉血管细，弥漫微血管瘤（彩图见彩插19）

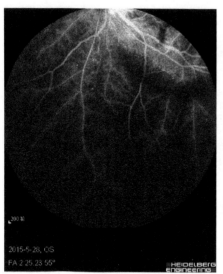
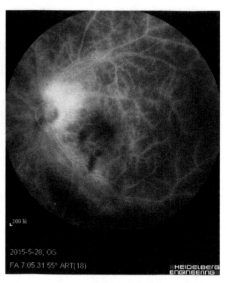

图20 FFA左眼，示静脉期血下方血管弓处毛细血管前小动脉阻塞呈小片弱荧光，下方片状玻璃体积血，荧光遮蔽，微血管瘤（彩图见彩插20）

图21 FFA 左眼，示晚期视盘边界不清，视盘新生血管渗漏，黄斑结构不清，视网膜动静脉血管细，小分支毛细血管扩张渗漏（彩图见彩插21）

【病例讨论】眼缺血综合征是严重眼灌注减少引起的眼前后节缺血综合征，多继发于各种原因所致的颈动脉狭窄，如颈动脉粥样硬化、颈动脉海绵窦瘘、感染或非感染性动静脉炎等，其中以动脉粥样硬化最为常见。解剖学上，每侧颈总动脉在第四颈椎水平相当于甲状软骨上缘分叉为颈外和颈内动脉，此处即为动脉粥样硬化的好发部位，粥样斑块可单发，也可多发，亦可双侧存在，同时伴有椎基底动脉供血不足。

由于缺血程度不同，眼缺血综合征患者临床症状多样，主要表现为无明显原因的视力下降、一过性黑蒙、眼痛，可伴有阵发性头痛、面痛及暂时性对侧麻木、偏瘫等神经症状。其发病机制是由于颈动脉狭窄造成眼部血流减少，平均灌注压降低，从而导致眼前、后节缺血，血管内皮屏障功能受损导致血管通透性改变、新生血管形成。

患者眼前节缺血可表现为球结膜水肿、血管扩张、虹膜睫状体炎、巩膜局限性坏死、角膜水肿、虹膜新生血管、房角新生血管等，部分患者可发展成新生血管性青光眼；眼后节缺血表现为低灌注性视网膜病变，多为视网膜中周部小片状出血、微血管瘤，视网膜新生血管亦以中周部为首发，偶见于后极部，此点不同于 DR，后者病变常首发于后极部。患眼也可出现眼缺血综合征。部分患眼可出现急性视盘缺血，表现为视盘水肿，长期缺血可最终导致视乳头色淡、视盘新生血管。眼缺血综合征患眼 FFA 上可见动脉"前锋"现象，臂－视网膜循环时间延长、脉络膜和视网膜动静脉不同程度的充盈延迟，伴有微血管瘤、血管壁着染以及毛细血管无灌注区形成，视网膜静脉扩张，但不迂曲，可与 DR、视网膜静脉阻塞进行鉴别。

对于可疑眼缺血综合征的患眼，颈动脉彩色超声多普勒检查是十分必要的。通过超声检查，可以判断引起颈动脉狭窄的原因、判断狭窄的程度、斑块的异质性等，从而为治疗方案的选择提供依据。

治疗方案中，首先治疗原发病，必要时血管外科行血管重建性手术。对于存在视网膜无灌注区、新生血管的患眼，应及时采取全视网膜光凝术进行治疗，存在继发性黄斑水肿、新生血管性青光眼的患者，可考虑玻璃体腔注射 anti-VEGF 药物，以改善黄斑水肿、降低眼压，为后续的治疗争取时机。

51. 病例4：血海浮沉，拨开云雾方见真相

患者刘某，女，50岁，因"左眼突发视力下降3个月"于2016年6月21日于门诊就诊。

【现病史】患者于3个月前无明显诱因突发左眼视力下降，于当地医院就诊，诊为右眼糖尿病视网膜病变（Ⅳ期），左眼玻璃体积血，给予右眼全视网膜光凝治疗，口服药物治疗1个月左眼无明显好转，于门诊就诊。

【既往史】糖尿病史8年，胰岛素注射，控制欠佳，高血压史5年，药物控制可。

【家族史】否认家族性遗传病史。

【眼部检查】视力：右眼0.4，左眼手动/眼前；眼压：右眼17mmHg，左眼15mmHg，双眼虹膜新生血管（－），晶状体轻度混浊；右眼视盘界清色可，黄斑区黄白色硬性渗出，后极部散在微血管瘤、视网膜出血、棉绒斑，鼻侧视网膜小分支血管白线，颞下血管弓处纤维机化膜，下方玻璃体少量积血，中周部弥漫陈旧激光斑（图22）；左眼玻璃体后界膜后浓厚积血，呈棕褐色团块状隆起，遮蔽后极部视网膜，周边视网膜散在点片状出血。

【辅助检查】眼彩色超声多普勒检查示左眼玻璃体内可探及致密点条状回声，动度（+），与后极部球壁回声相连，并与球壁

回声形成浅间隙，其上可见血流信号（图23）。

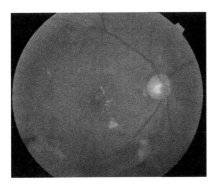

图22　右眼彩色眼底像，示视盘界清色可，黄斑区黄白色点状硬性渗出，后极部散在微血管瘤、视网膜出血、棉绒斑，鼻侧视网膜小分支血管白线，颞下血管弓处纤维机化膜，下方玻璃体少量积血，中周部弥漫陈旧激光斑（彩图见彩插22）

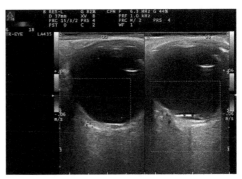

图23　眼彩色超声多普勒检查，示左眼玻璃体内可探及致密点条状回声，动度（+），与后极部球壁回声相连，并与球壁回声形成浅间隙，其上可见血流信号（彩图见彩插23）

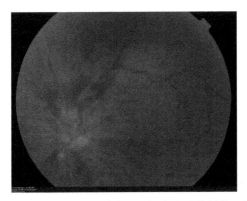

图24　左眼术中所见，示视盘水肿，上方为重，视盘周围放射状、点片状视网膜出血，散在微血管瘤，下方可见棉绒斑，视网膜静脉迂曲、扩张（彩图见彩插24）

【临床印象】左眼玻璃体积血，右眼糖尿病视网膜病变激光光凝术后，2 型糖尿病，高血压病。

【治疗方案】左眼玻璃体切除联合全视网膜光凝术。术中所见：玻璃体不全后脱离，玻璃体皮质于赤道部与视网膜粘连紧密，皮质后方积血浓厚，呈棕黄沙砾样，遮蔽后极部视网膜，视盘上方可见新生血管性机化膜呈桥状凸像玻璃体腔。切除积血，剥除新生血管膜后见如图所示眼底表现（图 24），视盘水肿，上方为重，视盘周围放射状、点片状视网膜出血，散在微血管瘤，下方可见棉绒斑，视网膜静脉迂曲、扩张。

【最终诊断】左眼玻璃体积血、左眼视网膜中央静脉阻塞合并 DR、右眼糖尿病视网膜病变激光光凝术后，2 型糖尿病，高血压病。

【病例讨论】作为视网膜血管性疾病，视网膜静脉阻塞与 DR 存在多种相似的症候，均可表现为黄斑水肿、视网膜出血、渗出、微血管瘤、棉绒斑以及视网膜内微血管异常，可因毛细血管闭塞形成无灌注区，视网膜大面积缺血缺氧继发新生血管形成、玻璃体积血、增生性玻璃体视网膜病变、牵拉性视网膜脱离等，这些共同的表现常导致二者的鉴别困难。

然而，二者也存在其相异之处。首先，其发病过程不同。视网膜静脉阻塞发病急，患者常因短时间内视力急剧下降而就诊，查体可见视网膜静脉迂曲扩张，视网膜大量出血、水肿，而随着病程进展，可形成黄斑水肿，数月后因视网膜大片无灌注而致新生血管形成、玻璃体积血，而 DR 则多呈现为极缓慢且隐匿的不断发展过程，早期常无自觉症状，持续数年，而后因黄斑水肿、玻璃体积血等造成视力明显下降时才有所察觉而就诊，此时往往已到病程晚期。

其次，病因有所不同。导致视网膜静脉阻塞的原因很多，如高血压病、动脉硬化、葡萄膜或视网膜血管性炎症等，糖尿病也是导致视网膜静脉阻塞的高危因素之一，患者多单眼发病，也可双眼先后发病；糖尿病视网膜病变则仅与糖尿病有关，患者多双眼发病，两眼间病程多相近，也可稍有差异。

此病例的鉴别疑难点在于，患者同时存在糖尿病和高血压病史，对侧眼表现为糖尿病视网膜病变Ⅳ期，患眼玻璃体积血遮蔽后极部而周边部仅可见散在视网膜出血，无视网膜静脉迂曲扩张表现，极易误导检查者判断为 DR。

除视网膜静脉阻塞外，导致玻璃体积血的疾病还有很多，如视网膜大动脉瘤、玻璃体后脱离、孔源性视网膜脱离等，这些疾病也可发生于同时存在糖尿病史的患者，从而导致误诊误判。息肉样脉络膜血管病变是以视网膜下橘红色结节样病灶和异常分支状脉络膜血管网及其末梢的息肉状脉络膜血管扩张灶为特征的一种疾病，常表现为黄斑出血、渗出，浆液性和出血性视网膜色素上皮脱离，亚洲人多见，较湿性年龄相关性黄斑变性更易导致玻璃体积血，且出血量大。因此，对于 60 岁以上玻璃体积血的患者，除糖尿病、外伤史后，应考虑息肉样脉络膜血管病变的可能；视网膜大动脉瘤，表现为后极部单个、大的囊状或纺锤状视网膜动脉扩张，常位于视网膜中央动脉的第三分支以前，多单眼发病，50% 的患者可继发视网膜出血，其中，40% 可发生视网膜下及视网膜前出血，10% 可发生玻璃体积血；玻璃体后脱离过程中，牵拉致视网膜裂孔、视网膜脱离，牵拉致血管破裂，玻璃体积血，积血可一开始就混入玻璃体内形成弥散积血，可因重力下沉，但在诊疗过程中，应警惕下方出血遮蔽处可能的裂孔，以免漏检。

52. 病例 5：anti-VEGF，眼科医生手中的秘密武器

患者冯某，男，44 岁，因"双眼视力下降 3 个月"于门诊就诊。

【现病史】患者于 3 个月前发现双眼视力下降，于当地医院就诊，诊为右眼玻璃体积血，双眼糖尿病视网膜病病变（右Ⅴ期，左Ⅳ期），给予口服药物治疗，左眼行全视网膜光凝术，观察无明显好转，为求右眼手术至门诊。

【既往史】2 型糖尿病史 16 年，胰岛素注射，自诉控制可；3 年前出现糖尿病肾病、肾功能衰竭、肾性高血压，1 年前行肾移植手术，口服抗移植排斥药物，术后恢复可，血压降至正常，停用降血压药物。

【家族史】否认家族遗传性疾病史。

【眼部检查】视力：右眼 0.1，左眼 0.6；眼压：右眼 15mmHg，左眼 13mmHg；双眼虹膜新生血管（－），晶状体无明显混浊；右眼玻璃体陈旧积血、条索状机化，新生血管膜大量；左眼视盘界

清色可，黄斑区少量硬性渗出，后极部散在视网膜出血，中周部弥散激光斑。

【辅助检查】眼彩色超声多普勒检查示右眼玻璃体内可探及点状回声，与球壁回声相连，动度（+），后运动（+），CDFI 未见异常血流信号（图 25）。

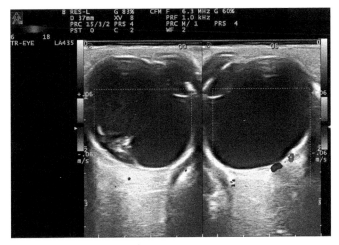

图 25 眼彩色超声多普勒检查，示右眼玻璃体内可探及点状回声，与球壁回声相连，动度（+），后运动（+），CDFI 未见异常血流信号（彩图见彩插 25）

【临床印象】右眼玻璃体积血。

【处置方案】表面麻醉下行右眼玻璃体腔雷珠单抗注射液 0.05mg 注射术，术后监测眼压及眼部情况，术后 1 周局部麻醉下行右眼玻璃体切除、剥除新生血管膜、气液交换、全视网膜光凝术。

【术后随访】玻璃体切除术后规律随访，术后 1 个月右眼视力 0.3，眼压 16mmHg；术后 3 个月复诊时右眼视力降至手动 / 眼前，眼压 14mmHg，查体见玻璃体积血浓厚，彩色超声多普勒检查示玻璃体积血，未见视网膜脱离。再次局部麻醉下行玻璃体腔灌洗、玻璃体腔内雷珠单抗注射液 0.05mg 注射术，术中见视盘新生血管。

【病例讨论】对于增生性糖尿病视网膜病变出现玻璃体积血、牵拉性视网膜脱离的患者，玻璃体切除术是临床干预的有效手段之一。然而，术后再次发生玻璃体积血是其常见的并发症，可继发视网膜脱离复发、青光眼等，是术后视力再次下降的主要原因之一。不同类型的糖尿病，其所致视网膜病变的病情发展、治疗、转归各有差异，本院研究结果表明，2 型糖尿病患者玻璃体切除术后玻璃体再积血的发生率为 4.6%。

研究表明，PDR 玻璃体切除术后发生再积血是多种因素作用的结果，正确分析再积血的原因，对于提高手术疗效和判断预后是十分必要的。

术后 1 天发现的少量积血可能与玻璃体切除术中原积血清除不彻底或者缝合巩膜切口时出血渗漏至玻璃体腔有关，多能自行吸收。术后早期玻璃体积血（术后 1 周～ 1 个月），可能与术中止血不彻底、剥膜不充分，积存于前部玻璃体、玻璃体基底部的积血在术后弥散至视轴区，或视网膜新生血管膜残存而慢性渗血有关。术后迟发性出血多发生于糖尿病病程较长，且血糖、血压控制不佳的患者，或术中激光视网膜光凝术不足，术后视网膜仍处于缺血缺氧状态，视网膜或视盘新生血管复发，导致玻璃体再积血。

（1）视网膜新生血管膜残留或复发

新生血管膜残留或复发是术后玻璃体再积血的重要原因，前者常导致术后早期出血，而后者则是术后远期再出血的最重要原因。附着于视网膜面的玻璃体后皮质残存，日后可成为新生血管膜再次增生的支架，其收缩又可引起玻璃体再积血，针对于此，术中可采用曲安奈德标记，彻底去除玻璃体后皮质。对于术中视网膜新生血管膜丰富、活动性出血的患眼，可暂时升高灌注瓶高度以升高眼内压，低能量电凝止血并封闭新生血管残端，或术中进行气液交换以抑制活动性出血，彻底切除新生血管膜，完成全视网膜光凝。

近年来，随着抗血管内皮生长因子（anti-vascular endothelial growth factor，anti-VEGF）类药物的问世并成功应用于临床，为广大增生性糖尿病视网膜病变患者带来了福音。anti-VEGF 可与人血管内皮生长因子相结合，阻止后者与受体的结合，从而抑制其使血管内皮细胞增殖和新生血管形成的生物效应。

对于增生性糖尿病视网膜病变患眼，术前给予 anti-VEGF 药物玻璃体腔注射，可使 PDR 纤维血管膜中的新生血管退化，减少术中出血，减少电凝止血次数，术野更加清晰，手术难度降低，从而可以更容易的处理增殖膜并将玻璃体后界膜与视网膜进行完全分离，减少了术中牵拉导致医源性裂孔发生的概率，进而也减少了硅油的使用率，同时也缩短了手术时长，降低了术后早期（1 个月内）玻璃体积血的发生率。

对于玻璃体切除术后再次出现玻璃体积血的患者，尤其是出血量较大，持续不吸收者，可考虑给予anti-VEGF药物玻璃体腔内注射，但部分患者药物注射后玻璃体积血仍反复出现或吸收缓慢，需行玻璃体腔灌洗术。

临床实践表明，玻璃体切除手术结束时再次anti-VEGF药物注射，可在术后对视网膜新生血管发挥作用，有利于抑制巩膜切口和玻璃体基底部的纤维血管增生，从而降低术后玻璃体积血的发生，达到较为理想的术后视力及视网膜复位率。

（2）眼内激光光凝不够充分

眼内激光光凝不充分是玻璃体切除术后玻璃体再积血的原因之一。因此，玻璃体切除术中应尽可能广泛地进行全视网膜光凝，以直接封闭新生血管或促使新生血管萎缩，防止术后新生血管的产生，减少再出血的发生。然而，术中可能存在着多种导致不能充分完成激光光凝的因素，如术眼视网膜新生血管膜丰富、术中活动性出血影响手术进行、术中瞳孔散不开、屈光间质不清、人工晶体植入术后周边囊膜混浊遮挡、视网膜水肿严重对激光反应差等。对于此类患者，术后及时补全激光光凝是促使新生血管萎缩、防止术后再出血发生的重要措施。

（3）血糖水平不稳定

控制血糖水平对于减少玻璃体切除术后玻璃体再积血非常重要，是预防视网膜新生血管膜增生复发的重要而有效的措施。对本例患者而言，术后远期视网膜新生血管膜再次增生、破裂、玻璃体积血，术后血糖、血压不稳定以及肾脏功能受损是其重要原因。

53. 病例 6：居高不下，PDR 玻璃体切除术后顽固性高眼压

患者康某，男，34 岁，因"偶然发现右眼明显视力下降1 个月"于 2016 年 8 月 17 日于门诊就诊。

【现病史】患者于 1 个月前无明显诱因晨起视物不清，遮挡右眼发现左眼较前视力稍下降，但遮挡左眼后右眼前"漆黑一片"，于门诊就诊。

【既往史】7 年前体检发现 2 型糖尿病、高血压，口服药物控制欠佳。

【家族史】否认家族性遗传病史。

【眼部检查】视力：右眼手动 / 眼前，左眼 0.4，矫正不提高；眼压：右眼 23mmHg，左眼 26mmHg；双眼前房深，周边前房＞1/2CT，房角开放，虹膜新生血管（－），晶状体透明；右眼玻璃体积血，眼底不入；左眼视盘界清色可，C/D 0.4，视网膜各象限视网膜散在点状出血、微血管瘤，黄斑旁中心凹硬性渗出；下方片状棉绒斑（图 26）。

【辅助检查】相干光断层成像：中心凹旁视网膜外层弥漫水肿，层间点片状高反射信号，中心凹形态可（图 27）；荧光素眼底血管造影：右眼，玻璃体积血，眼底不入；左眼，静脉期视盘边界欠清，广泛斑片状出血性荧光遮蔽，视网膜毛细血管

扩张及微血管瘤，周边无灌注区，晚期弥漫渗漏，视盘强荧光（图 28～图 32）；彩色超声多普勒检查：右眼玻璃体内可探及点条状回声，动度（+），与球壁回声相连，并与球壁回声形成浅间隙，CDFI 其上可见血流信号；超声角膜测厚：右 554μm，左 532μm。

【处置方案】表面麻醉下行右眼玻璃体腔雷珠单抗注射液 0.05mg 注射术，术后监测眼压及眼部情况，术后 1 周行玻璃体切除、新生血管膜剥除联合硅油填充术。左眼完成全视网膜光凝术。

【术后随访】右眼玻璃体腔内雷珠单抗注射液注射术后第一天，患者无不适主诉，眼压：右 27mmHg，左 23mmHg，给予常规抗炎对症治疗；术后每日监测眼压，双眼 20～29mmHg，未给予降眼压药物治疗；玻璃体切除术后第 1 天，患者诉右眼胀痛伴颞侧头痛，查体：右眼视力手动 / 眼前，眼压：56mmHg，球结膜充血水肿，切口对合好，角膜弥漫水肿，前房积血 1/3，闪辉（+++），晶状体透明，玻璃体腔内硅油存留，视盘界清色可，C/D 0.4，颞下血管弓前玻璃体片状积血。给予前房穿刺联合药物降眼压治疗，至术后 2 周，逐渐停用部分降眼压药物，给予双眼布林佐胺滴眼液点眼，维持眼压至 30mmHg 以下。

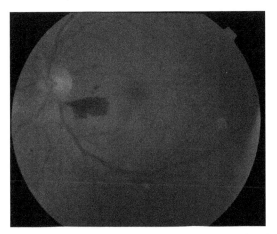

图26　左眼彩色眼底像，示视盘界清色可，C/D 0.4，视网膜各象限视网膜散在点状出血、微血管瘤，黄斑区旁中心凹硬性渗出；下方片状棉绒斑（彩图见彩插26）

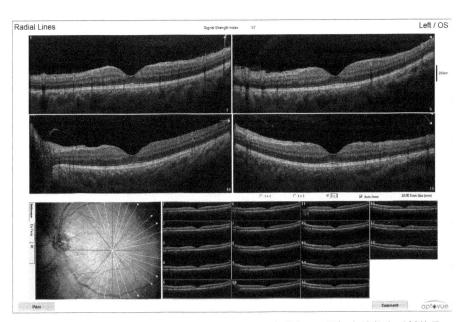

图27　左眼相干光断层成像，示后极部视网膜外层弥漫水肿，层间点片状高反射信号，中心凹形态可（彩图见彩插27）

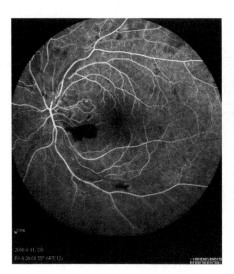

图 28 FFA 左眼，示静脉层流期，后极部斑片状出血性荧光遮蔽，视网膜毛细血管扩张及微血管瘤（彩图见彩插 28）

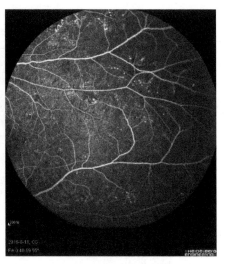

图 29 FFA 左眼，示静脉期中周部视网膜毛细血管扩张及微血管瘤（彩图见彩插 29）

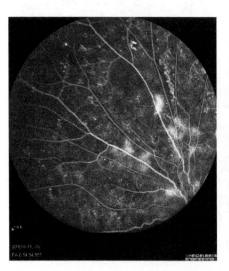

图 30 FFA 左眼，示中周部视网膜毛细血管扩张及微血管瘤，多处片状荧光素渗漏（彩图见彩插 30）

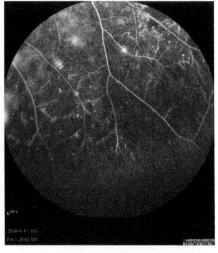

图 31 FFA 左眼，示周边部视网膜毛细血管扩张及微血管瘤，无灌注区（彩图见彩插 31）

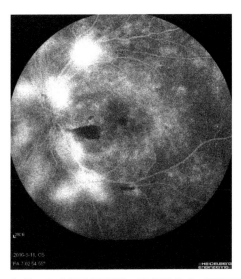

图 32　FFA 左眼，示晚期弥漫渗漏，视盘强荧光（彩图见彩插 32）

【病例讨论】玻璃体切除联合硅油填充术是治疗增生性糖尿病视网膜病变继发玻璃体积血的有效方法，而术后高眼压则是其常见并发症之一，研究报道发生率在27%～34%，可导致视网膜中央动脉阻塞、视神经缺血等，严重影响患者的术后恢复及视功能。其影响因素较多，发生原因错综复杂，术后处理存在一定的难度，因此，正确认识其可能相关的危险因素，及时采取预防性措施意义重大。

一般认为，PDR 术后高眼压与手术方式、糖尿病视网膜病变的严重程度、填充物等存在着密切的相关性。高眼压主要发生于术后早期，以术后 1 天较为多见，分析其原因包括：①术后炎症反应性物质、血细胞、纤维膜碎片等进入前房，阻塞房角小梁网，从而导致房水流出阻力增加，眼压升高，多发生于联合晶状体手术前后房沟通的患眼，待阻塞物逐渐吸收，眼压将明显下降；②视网膜再出血致增容性眼压升高，术中新生血管膜增生活跃、处理不彻底，均可导致术后再出血，从而增加了眼内物的容积；另外，术中全视网膜光凝导致脉络膜、视网膜水肿等，也可在一定程度上导致增容性眼压升高；③糖尿病视网膜病变患眼根据术中情况可考虑是否联合玻璃体腔内植入填充物，包括惰性气体、硅油等，惰性气体在术后存在膨胀过程，与气体的种类、用量及浓度有关，多在术后 24 ～ 48 小时呈现一过性眼压升高，严重者可导致视神经缺血缺氧患眼视力丧失，硅油填充者可因硅油填充过量、硅油入前房等因素导致眼压升高，需及时处理方可降低眼压。另外，如本例患者，术前即可能存在原发性开角型青光眼的危险因素，糖尿病也可导致小梁网组织水肿，从而进一步损伤小梁网滤过功能，导致术后高眼压的形成。

糖尿病视网膜病变玻璃体切除术后高眼压也可发生于术后随访半年内，多与术后继发新生血管性青光眼有关，究其原因，患者较年轻，患眼多存在眼内激光不完全、术后玻璃体积血时间较长、术后患者复诊不规律等危险因素。

参考文献

1. Xie XW, Xu L, Jonas JB, et al. Prevalence of diabetic retinopathy among

subjects with known diabetes in China: the Beijing Eye Study. Eur J Ophthalmol，2009，19（1）：91-99.

2. Araújo J，Tavares-Ferreira J，Penas S，et al. Malignant hypertensive retinopathy as a presenting sign of an occult dead fetus. Clin Ophthalmol，2015，9：971-975.

3. Galindo-Bocero J，Macías-Franco S，Sánchez-García S，et al. Radiation retinopathy secondary to treatment of maxillary sinus carcinoma: a dramatic case. Arch Soc Esp Oftalmol，2017，pii：S0365-6691（17）30013-30018.

4. 杜军辉，王雨生，张晓光 . 放射性视网膜病变的认识及研究进展 . 中华实验眼科杂志，2012，30（3）：283-287.

5. Ishii M，Hayashi M，Yagi F，et al. Relationship between the Direction of Ophthalmic Artery Blood Flow and Ocular Microcirculation before and after Carotid Artery Stenting. J Ophthalmol，2016，2016：2530914.

6. 王叶楠，卢海，刘大川 .2 型糖尿病患者增生性糖尿病视网膜病变玻璃体切割术后玻璃体再积血原因分析 . 中华实验眼科杂志，2014，32（11）：1021-1024.

7. McLeod D. Entry site neovascularisation after diabetic vitrectomy. Br J Ophthalmol，2000，84（8）：810-811.

8. Aiello LP，Avery RL，Arrigg PG，et al. Vascular endothelial growth factor in ocular fluid of patients with diabetic retinopathy and other retinal disorders. N Engl J Med. 1994，331（22）：1480-1487.

9. Goto A，Inatani M，Inoue T，et al. Frequency and risk factors for neovascular

glaucoma after vitrectomy in eyes with proliferative diabetic retinopathy. J Glaucoma, 2013, 22 (7)：572-576.

10. 曹丹，张良，黄中宁，等. 增生型糖尿病视网膜病变玻璃体切割术后新生血管性青光眼的危险因素分析. 中国眼底病杂志，2015, 31 (2)：147-149.

（周金琼　魏文斌　整理）

出版者后记
Postscript

　　1 年时间，365 个日夜，300 位权威专家对每本书每个细节的精雕细琢，终于，我们怀着忐忑的心情迎来了《中国医学临床百家》丛书的出版。我们科学技术文献出版社自 1973 年成立即开始出版医学图书，40 余年来，医学图书的内容和出版形式都发生了很大变化，这些无一不与医学的发展和进步相关。

　　近几年，中国的临床医学有了很大的发展，在国际医学领域也开始崭露头角。以北京天坛医院牵头的 CHANCE 研究成果改写美国脑血管病二级预防指南为标志，中国一批临床专家的科研成果正在走向世界。但是，这些权威临床专家的科研成果多数首先发表在国外期刊上，之后才在国内期刊、会议中展现。如果出版专著，又为多人合著，专家个人的观点和成果精华被稀释。

　　为改变这种零落的展现方式，作为科技部所属的唯一一家出版机构，我们有责任为中国的临床医生提供一个系统展示临床研究成果的舞台。为此，我们策划出版了这套高端医学专著——《中国医学临床百家》丛书。"百家"既指临床各学科的权威专家，也取百家争鸣之义。

丛书中每一本书阐述一种疾病的最新研究成果及专家观点，按年度持续出版，强调医学知识的权威性和时效性，以期细致、连续、全面展示我国临床医学的发展历程。与其他医学专著相比，本丛书具有出版周期短、持续性强、主题突出、内容精练、阅读体验佳等特点。在图书出版的同时，同步通过万方数据库等互联网平台进入全国的医院，让各级临床医师和医学科研人员通过数据库检索到专家观点，并能迅速在临床实践中得以应用。

在与专家们沟通过程中，他们对丛书出版的高度认可给了我们坚定的信心。北京协和医院邱贵兴院士表示"这个项目是出版界的创新……项目持续开展下去，对促进中国临床学科的发展能起到很大作用"。北京大学第一医院霍勇教授认为"百家丛书很有意义"。复旦大学附属华山医院毛颖教授说"中国医学临床百家给了我们一个深度阐释和抒发观点的平台，我愿意将我的学术观点通过这个平台展示出来"。我们感谢这么多临床专家积极参与本丛书的写作，他们在深夜里的奋笔，感动着我们，鼓舞着我们，这是对本丛书的巨大支持，也是对我们出版工作的肯定，我们由衷地感谢！

在传统媒体与新兴媒体相融合的今天，打造好这套在互联网时代出版与传播的高端医学专著，为临床科研成果的快速转化服务，为中国临床医学的创新及临床医师诊疗水平的提升服务，我们一直在努力！

科学技术文献出版社

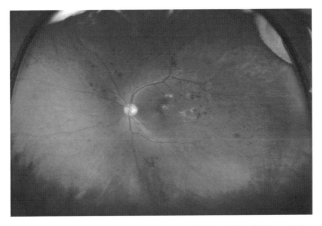

彩插 1　超广角眼底照相示 DR，眼底大量微血管瘤、出血点及硬性渗出（见正文 055 页）

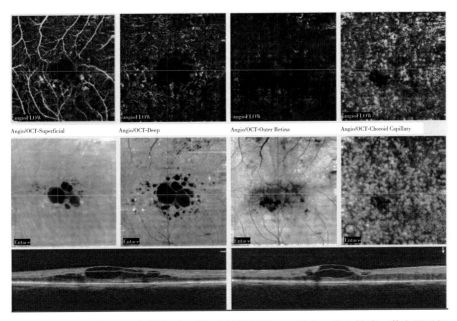

彩插 2　OCTA 图像视网膜浅层和深毛细血管层可见 FAZ 扩大，微血管瘤，黄斑区毛细血管闭塞、扩张，en face 图像中可见黄斑水肿的囊样区域（见正文 060 页）

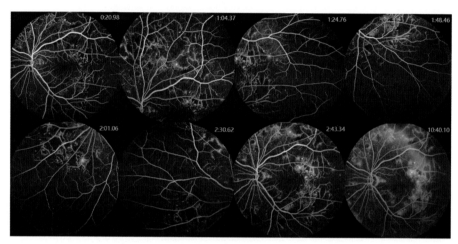

彩插 3　DR 荧光血管造影检查（见正文 062 页）

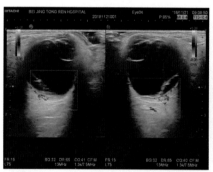

彩插 4　彩色多普勒超声检查示双眼玻璃体混浊，玻璃体腔可见条带状回声，其上探测到血流信号，血流信号与视网膜中央动、静脉相延续（见正文 064 页）

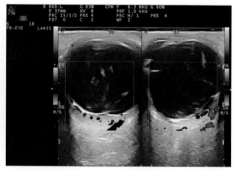

彩插 5　眼彩色超声多普勒检查，示双眼玻璃体内可探及点条状回声，动度（+），与球壁回声相连，并与球壁回声形成浅间隙，CDFI 其上未见血流信号（见正文 122 页）

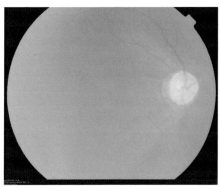

彩插 6　右眼彩色眼底像，示玻璃体血性混浊，下方为重，视盘界清色稍淡，上方及颞侧梳状视网膜神经纤维层缺损，视网膜动脉细，下方为出血遮蔽

（见正文 126 页）

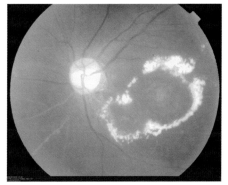

彩插 7　左眼彩色眼底像，示视盘界清色淡，上方及鼻侧视网膜神经纤维层缺损，视网膜动脉细，鼻下多处血管白线，黄斑区椭圆形片状脉络膜萎缩，视网膜中周部各象限多发微血管瘤、点片状出血

（见正文 126 页）

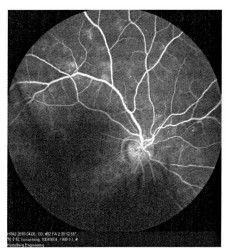

彩插 8　FFA 右眼，示下方玻璃体积血，荧光遮蔽，静脉期视盘边界欠清，广泛斑片状出血性荧光遮蔽，上半视网膜毛细血管扩张及微血管瘤（见正文 126 页）

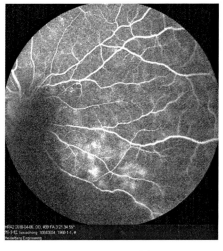

彩插 9　FFA 右眼，示下方玻璃体积血，荧光遮蔽，晚期中周部荧光渗漏

（见正文 126 页）

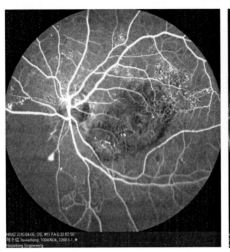

彩插 10　FFA 左眼，示静脉期视盘边界欠清，广泛视网膜毛细血管扩张及微血管瘤，黄斑区 2-3PD 脉络膜萎缩呈弱荧光（见正文 127 页）

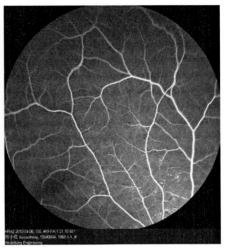

彩插 11　FFA 左眼，鼻上周边视网膜微血管瘤（见正文 127 页）

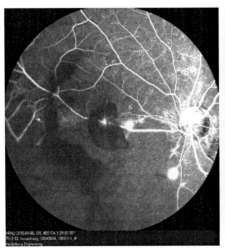

彩插 12　FFA 左眼，视盘鼻下广泛斑片状出血性荧光遮蔽，下方无灌注区，视网膜新生血管荧光素渗漏（见正文 127 页）

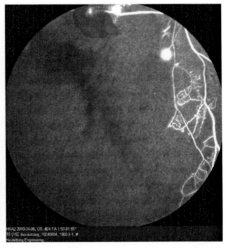

彩插 13　FFA 左眼，鼻下方大片视网膜无灌注区，总面积＞ 10PD（见正文 127 页）

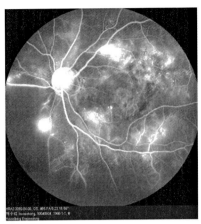

彩插 14 左眼，晚期后极部弥漫渗漏，
黄斑弥漫水肿
（见正文 128 页）

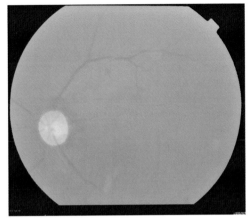

彩插 15 左眼彩色眼底像，示视盘上方及颞侧
视网膜新生血管，后极部点片状出血，多处微
血管瘤，鼻下视网膜血管弓处棉绒斑
（见正文 130 页）

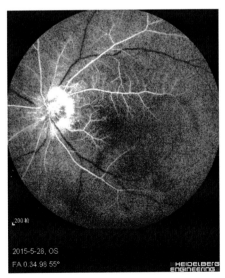

彩插 16 FFA 左眼，示臂-视网膜循环
时间延长，至 0′34″98 动脉开始充盈，
呈"前锋"现象（见正文 131 页）

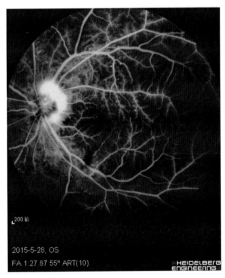

彩插 17 FFA 左眼，示视网膜内循环时间
延长，至 1′27″87 仍处于静脉层流期
（见正文 131 页）

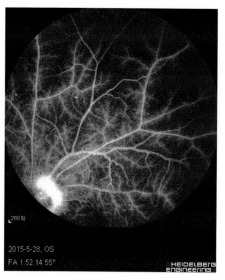

彩插 18　FFA 左眼，示静脉期视盘边界不清，视盘新生血管；视网膜动静脉血管细，弥漫微血管瘤（见正文 131 页）

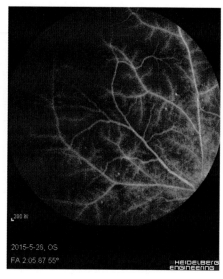

彩插 19　FFA 左眼，示静脉期视网膜动静脉血管细，弥漫微血管瘤（见正文 131 页）

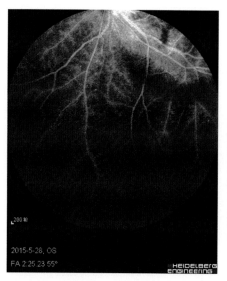

彩插 20　FFA 左眼，示静脉期血下方血管弓处毛细血管前小动脉阻塞呈小片弱荧光，下方片状玻璃体积血，荧光遮蔽，微血管瘤（见正文 132 页）

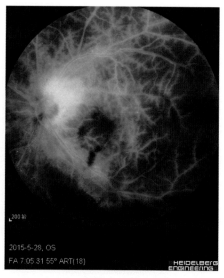

彩插 21　FFA 左眼，示晚期视盘边界不清，视盘新生血管渗漏，黄斑结构不清，视网膜动静脉血管细，小分支毛细血管扩张渗漏（见正文 132 页）

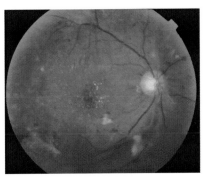

彩插 22　右眼彩色眼底像，示视盘界清色可，黄斑区黄白色点状硬性渗出，后极部散在微血管瘤、视网膜出血、棉绒斑，鼻侧视网膜小分支血管白线，颞下血管弓处纤维机化膜，下方玻璃体少量积血，中周部弥漫陈旧激光斑

（见正文 135 页）

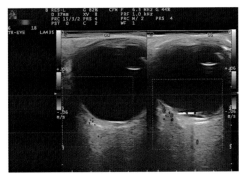

彩插 23　眼彩色超声多普勒检查，示左眼玻璃体内可探及致密点条状回声，动度（+），与后极部球壁回声相连，并与球壁回声形成浅间隙，其上可见血流信号

（见正文 135 页）

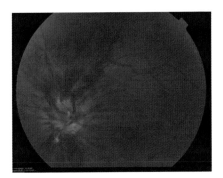

彩插 24　左眼术中所见，示视盘水肿，上方为重，视盘周围放射状、点片状视网膜出血，散在微血管瘤，下方可见棉绒斑，视网膜静脉迂曲、扩张

（见正文 135 页）

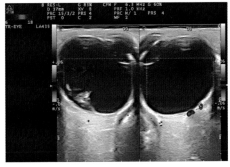

彩插 25　眼彩色超声多普勒检查，示右眼玻璃体内可探及点状回声，与球壁回声相连，动度（+），后运动（+），CDFI 未见异常血流信号（见正文 139 页）

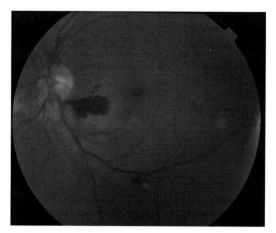

彩插26　左眼彩色眼底像，示视盘界清色可，C/D 0.4，视网膜各象限视网膜散在点状出血、微血管瘤，黄斑区旁中心凹硬性渗出；下方片状棉绒斑（见正文145页）

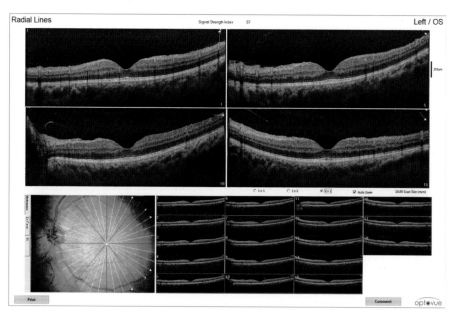

彩插27　左眼相干光断层成像，示后极部视网膜外层弥漫水肿，层间点片状高反射信号，中心凹形态可（见正文145页）